寝たきり老後がイヤなら 毎日とにかく歩きなさい!

東京慈恵会医科大学附属病院 副院長
リハビリテーション科診療部長
安保雅博

東京慈恵会医科大学附属病院
リハビリテーション科技師長
中山恭秀

すばる舎

はじめに

安保雅博

私は医者になって29年目ですが、その間、リハビリテーション医療ひと筋でやってきました。なかでも、脳卒中後遺症のリハビリテーション医療が専門です。

私が診療部長を務めるリハビリテーション科では、主に入院患者さんの退院に向けて、身体の機能回復をお手伝いしています。

脳卒中等により麻痺が生じた方には、動きを取り戻すリハビリテーション医療を、手術をされた方には、安静状態による筋肉や関節の機能低下（廃用症候群）などを予防することをします。退院後、治療に通われる患者さん、また他院から転院された患者さんも外来で診ています。

リハビリテーション医学は障害についての学問です。

少子高齢化の現代、高齢者が増えるとは、障害のある人が増えることを意味します。そこをなんとか救いたいと、父親のような外科医になって救急医療に携わることをせず、最初からリハビリテーション医学の道を志しました。医師としては、とても目立たない地味な仕事ですが、自分では天命と思っています。

リハビリテーション医学は、手術や救急などの治療を主体とする学問体系と比べ、大きく遅れていいます。ついこの間まで、脳卒中発症によって生じてしまった麻痺は、軽症なら1カ月、重症でも3カ月経つと改善しない、と平気で世界の有名教科書に書かれていました。

患者さんは少しでも良くなりたいと願っているのに、やる気をなくさせる壁になっていました。

2007年に東京慈恵会医科大学の主任教授になってから、今までの研究成果をもとに医局員と力を合わせて、軽症の麻痺には磁気刺激療法を使用した新しい治療法を体系化しました。重度の麻痺に対してのボツリヌス治療ともども、高い効果を出して、壁を少し打ち破ってきました。

2008年、東京慈恵会医科大学附属病院は東京都から、区中央部（千代田区、中央区、港区、文京区、台東区）の地域リハビリテーション支援センターの指定を受けました。

ありきたりのことはしたくないので、特色ある事業の一環として、こちらから集会所なりに出向いて、出前講座を催しました。20〜30人の少人数で、多くが高齢者です。今まで80回以上の回数をこなしています。

みなさんのご要望で講演内容を決めるのですが、ほとんどが「寝たきりにならないためにはどうしたらいいか」「ぴんぴんころりになるにはどうしたらいいか」でした。

少しでもお役に立てていただこうと、歩行練習や関節運動など、家でできるリハビリテーションの方法をパンフレットにまとめました。それが出版社の方の目にとまり、今回の発刊に至った次第です。

本書は、我がリハビリテーション科の理学療法士である、中山恭秀氏との共著です。

この道27年、日々現場で、患者さんのリハビリテーション医療を二人三脚で支え、理学療法士や作業療法士等多くのスタッフを技師長としてまとめています。

主に第2～4章の執筆を担当し、一般の方向けにアレンジしたリハビリテーション医療の技術を提供してもらいました。

健康のために毎日歩こう！というのが、本書のテーマです。

お元気な方はもちろんのこと、ひざが痛くて歩きたくない、ふらつきがある、転倒がこわいといった方々でも、「今日からがんばって歩いてみよう」と思っていただける内容になったかと自負しています。お役に立てば誠に幸いです。

第1章

寝たきり原因トップ3はこう防ぐ！

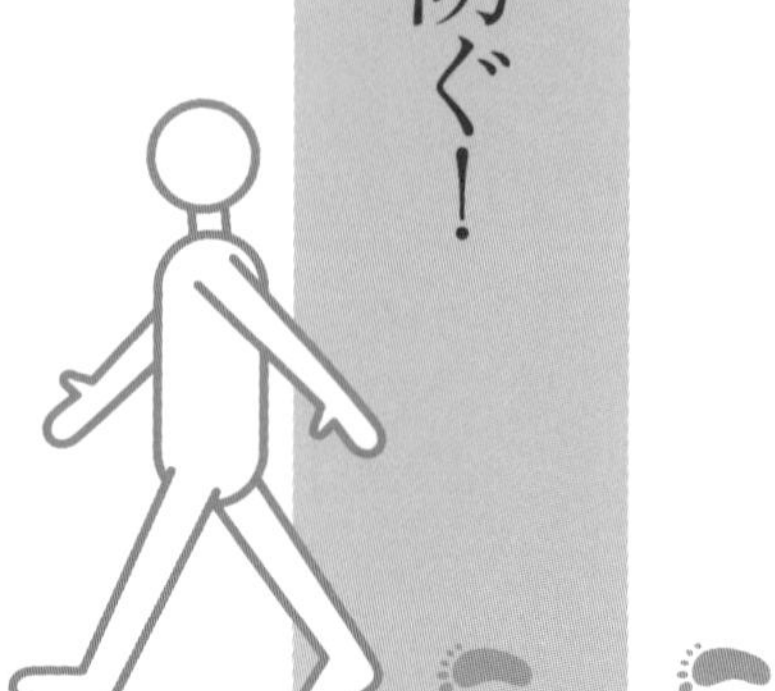

第2章 とにかく歩こう、1歩でも

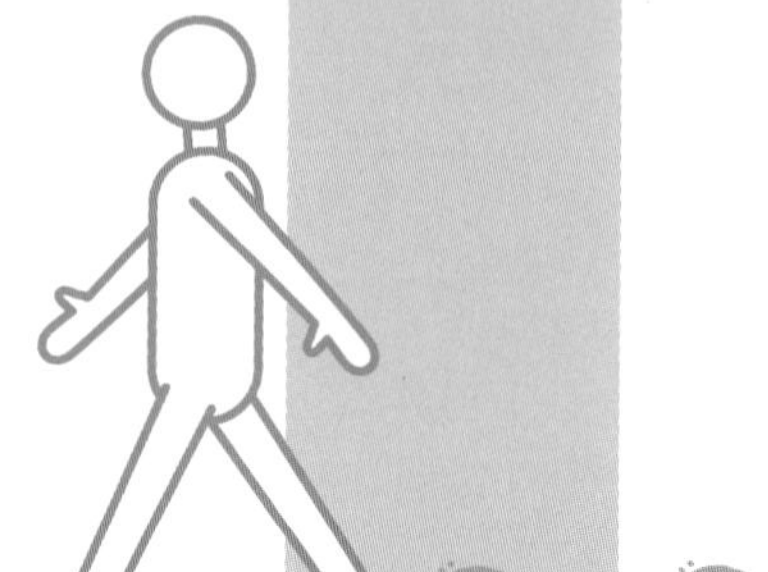

第3章 血管も骨も筋肉も強くなる歩き方

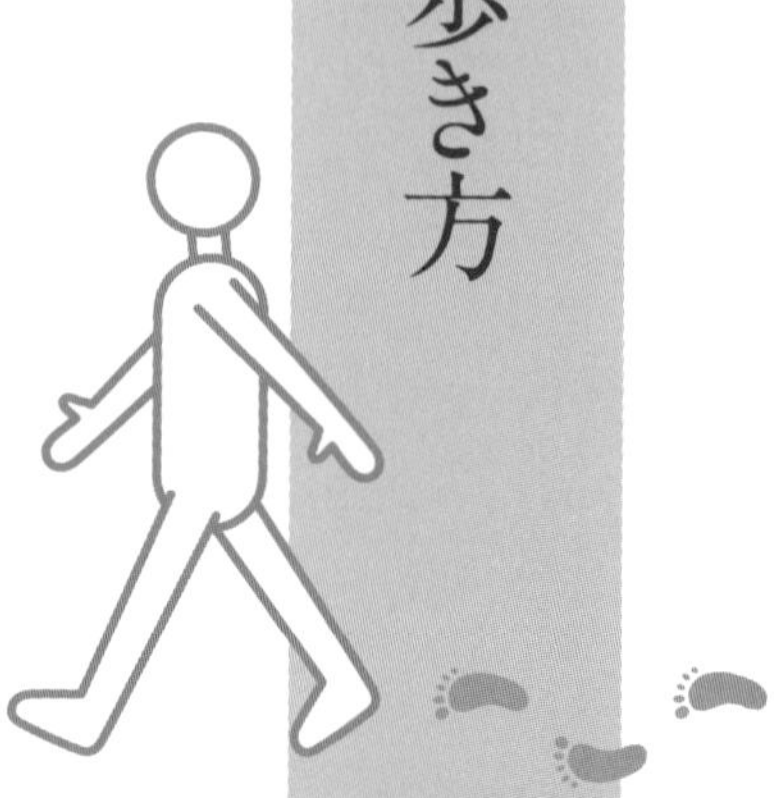

第4章 ずっと元気に歩ける体をつくる

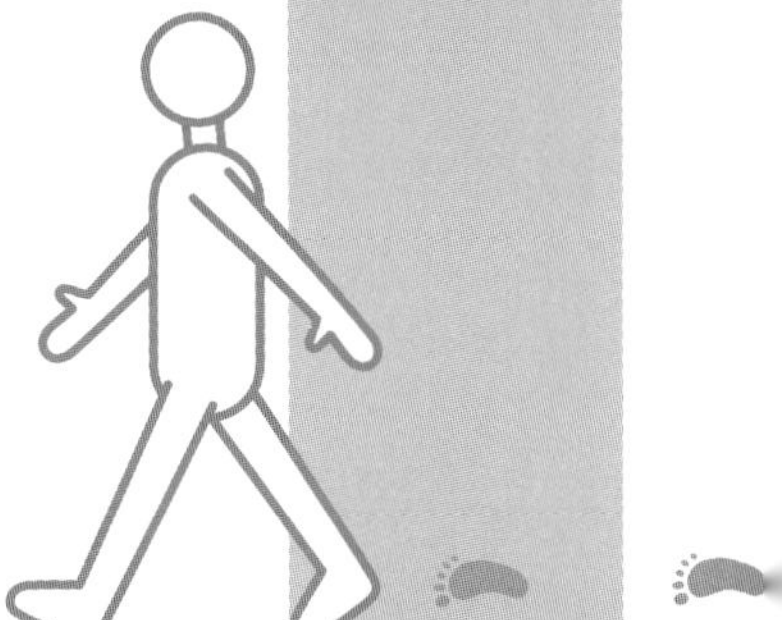

第5章

70代で倒れる人、90代でも元気な人

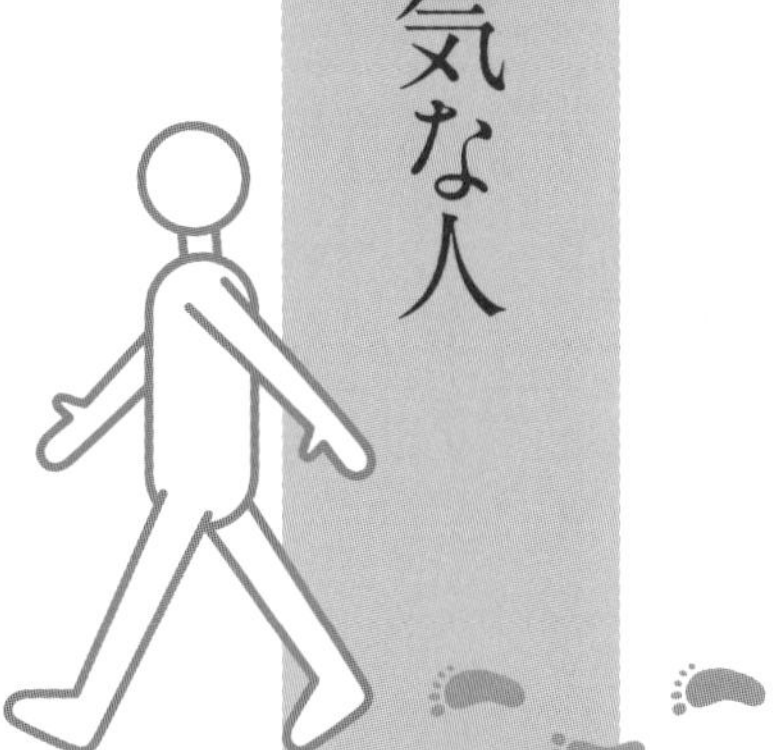

イラスト　中村加代子

ストレッチ・筋肉イラスト　内山弘隆

カバーデザイン　小口翔平＋岩永香穂(tobufune)

本文デザイン・図版　荒井雅美

第1章

寝たきり原因トップ3はこう防ぐ!

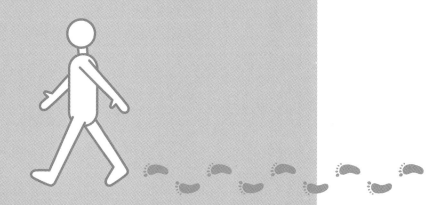

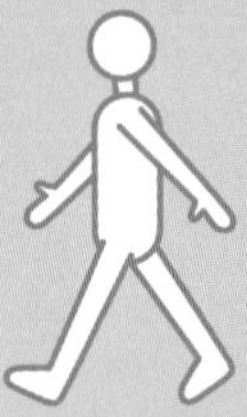

介護を受けずに「ぴんぴんころり」でいきたいが…

高齢者向け講演で一番人気の「寝たきり予防」

ご存じのように、日本人の平均寿命はどんどん延びています。

１９７０年は男性69・31歳、女性74・56歳だったものが、２０１７年には男性81・09歳、女性は87・26歳となっています。まもなく女性は90歳を超えるだろうと言われています。

すごいことだと思います。予防医学の充実、生活水準の向上、臨床医学の充実など、いろいろな効果が考えられます。

私の母もこの間、米寿を迎えました。平均寿命を迎えたということになります。

母のことは姉にいろいろ任せて、実家には盆と正月しか帰らない親不孝息子ですが、帰るたびに母に言われるのが、「コロッといきたいからよろしく」。母は「寝たきりにはなりたくない」が口癖です。

「ぴんぴんころり」は私の母にかぎらず、多くの人にとって共通の願いのようで、長野県には「ぴんころ地蔵」なるものがあるそうです。

仕事柄、高齢者の方々に講演する機会が多々あります。その場でリクエストにお答えして、題目を決める場合もあるのですが、必ずと言っていいほどリクエストの上位には、「寝たきりにならないためにはどうしたらいいのか」があがります。

自分のことは自分でして、あまり人の手を借りたくない。つまり、「介護」を受けたくない、ということです。

高齢者の方が介助や介護を必要とする状態になった場合、介護保険の認定を受けるこ

とになります。その段階には、「要支援1～2」と「要介護1～5」の7段階がありま
す。状態としては、要支援1が一番軽く、要介護5はもっとも重くなります。
「要支援」は、家事や身支度等の日常生活に支援が必要になった状態です。状態の維持
や改善の可能性があり、要介護とならないための予防が必要な人が該当します。寝たき
りや認知症などにより、常時介護が必要な状態のことを「要介護状態」と言います。

平均寿命と「健康寿命」の差は約10年！

左の表を見てください。
棒グラフの上が平均寿命で、下が「健康寿命」です。
健康寿命とは、誰からも介護を受けないで過ごせる寿命のことです。その年齢が、男
性で約72歳、女性で約75歳です。75歳とはちょうど後期高齢者になる年齢ですね。
平均寿命から健康寿命を引いた年数が、男性で約9年、女性で約12年です。その間、介
護を受けて過ごすことになります。

健康寿命と平均寿命の差（平成28年）

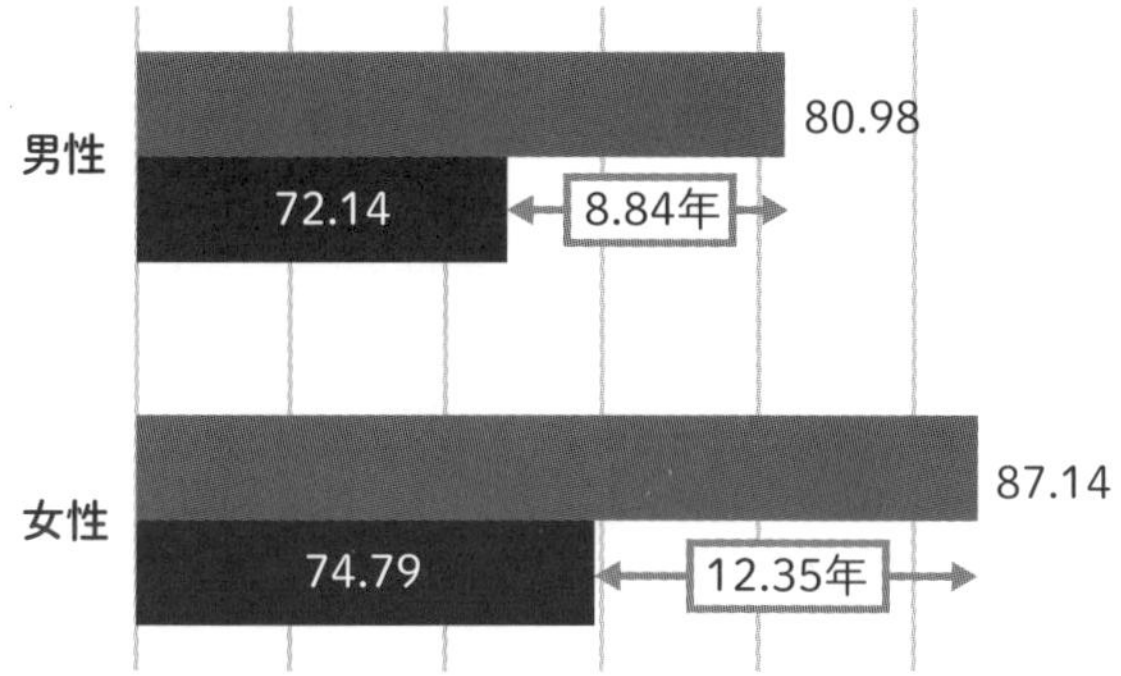

出典　平均寿命：厚生労働省「平成28年簡易生命表」
健康寿命：厚生労働省「第11回健康日本21（第二次）推進専門委員会　資料」より一部変更

前述したように、介護といっても要支援1から要介護5までさまざまですが、一人で生活できず、何らかの介護が必要な状態です。

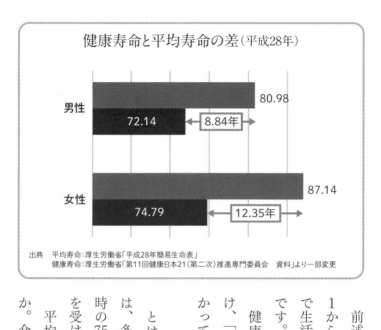

健康寿命は年々延びています。少しだけ、「ぴんぴんころり」に近づく方向に向かっているといってもいいと思います。

とはいえ、75歳で健康寿命が尽きるのは、多くの方が早いと感じるでしょう。今時の75歳はとても元気です。10年前後介護を受けるのは、長いと感じると思います。

平均より、いかに健康寿命を長くするか。介護を受けることになっても、要支援などにとどまり、寝たきりにならないようにするか。さいごは寝たきりが避けられなくとも、いかにその期間を最小限ですませるか……。

「健康体をできるかぎり長く維持すること」。それが、ぴんぴんころりを実現するために、一番重要なことです。

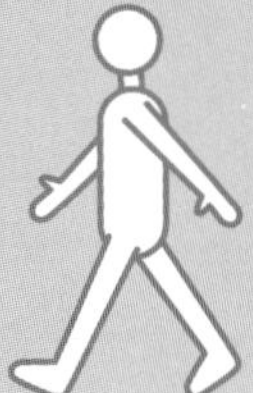

寝たきり原因の1位は、実は「脳卒中」

要介護5で3割

介護を受けるようになるには、必ず原因があります。

次のページの表を見てください。

要支援者では「関節疾患」が17・2%でもっとも多く、次いで「高齢による衰弱」が16・2%となっています。

これは直感的によくわかると思います。ひざが痛くて歩行が困難、年齢とともに体が動かなくなってきた、というのはイメージがつきやすいでしょう。

一方、要介護者では「認知症」が24・8%でもっとも多く、次いで「脳血管疾患（脳

要介護度別にみた介護が必要となった主な原因（上位3位）

（単位:%）　　平成28年

要介護度	第1位		第2位		第3位	
総数	認知症	18.0	脳血管疾患（脳卒中）	16.6	高齢による衰弱	13.3
要支援者	関節疾患	17.2	高齢による衰弱	16.2	骨折・転倒	15.2
要支援1	関節疾患	20.0	高齢による衰弱	18.4	脳血管疾患（脳卒中）	11.5
要支援2	骨折・転倒	18.4	関節疾患	14.7	脳血管疾患（脳卒中）	14.6
要介護者	認知症	24.8	脳血管疾患（脳卒中）	18.4	高齢による衰弱	12.1
要介護1	認知症	24.8	高齢による衰弱	13.6	脳血管疾患（脳卒中）	11.9
要介護2	認知症	22.8	脳血管疾患（脳卒中）	17.9	高齢による衰弱	13.3
要介護3	認知症	30.3	脳血管疾患（脳卒中）	19.8	高齢による衰弱	12.8
要介護4	認知症	25.4	脳血管疾患（脳卒中）	23.1	骨折・転倒	12.0
要介護5	脳血管疾患（脳卒中）	30.8	認知症	20.4	骨折・転倒	10.2

注：熊本県を除いたものである。

出典　厚生労働省「平成28年　国民生活基礎調査の概況」

卒中）」が18・4%となっています。

さらに、要介護の中でも介護度の一番高い要介護5は、ダントツで「脳卒中」です。要介護5はまさしく、ほぼ完全な寝たきり状態と言えます。

また、その下の要介護4も、要介護5ほどではありませんが、歩行や立ち上がりが難しく、日常生活すべてに介護が必要な状態です。多くの時間を布団の上で過ごしており、移動は車いすだったりと、「準寝たきり」と言えます。

要介護4では、第1位の認知症と第2位の脳卒中は僅差ですから、脳卒中は寝たきり（に近い）状態の最大原因と言うことができるでしょう。

寝たきりというと、「加齢により足腰が弱って」というイメージを持たれる方が多いようです。もちろんそれもありますが、実は脳卒中が一番の原因なのです。

死亡率は低いが、何らかの後遺症が

脳卒中の患者はどんどん増えていくと言われています。

２０００年の脳卒中発症者が約24万人でした。２０２５年がピークで約33万人、２０５０年が約30万人と、２０００年～２０５０年までの将来予測が立てられています。２０２５年には二人に一人が脳卒中（月刊「臨床雑誌内科」２０１３年5月号　到来二人に一人脳卒中時代）と言われるようになっています。

脳卒中とは、ひと言で言えば、脳の血管が切れたり詰まったりする病気です（詳しくは28ページ）。脳は人の体をつかさどる中枢であり、もっとも大事な部分です。けれど

死因別死亡率推移（10万人あたりの死亡数）

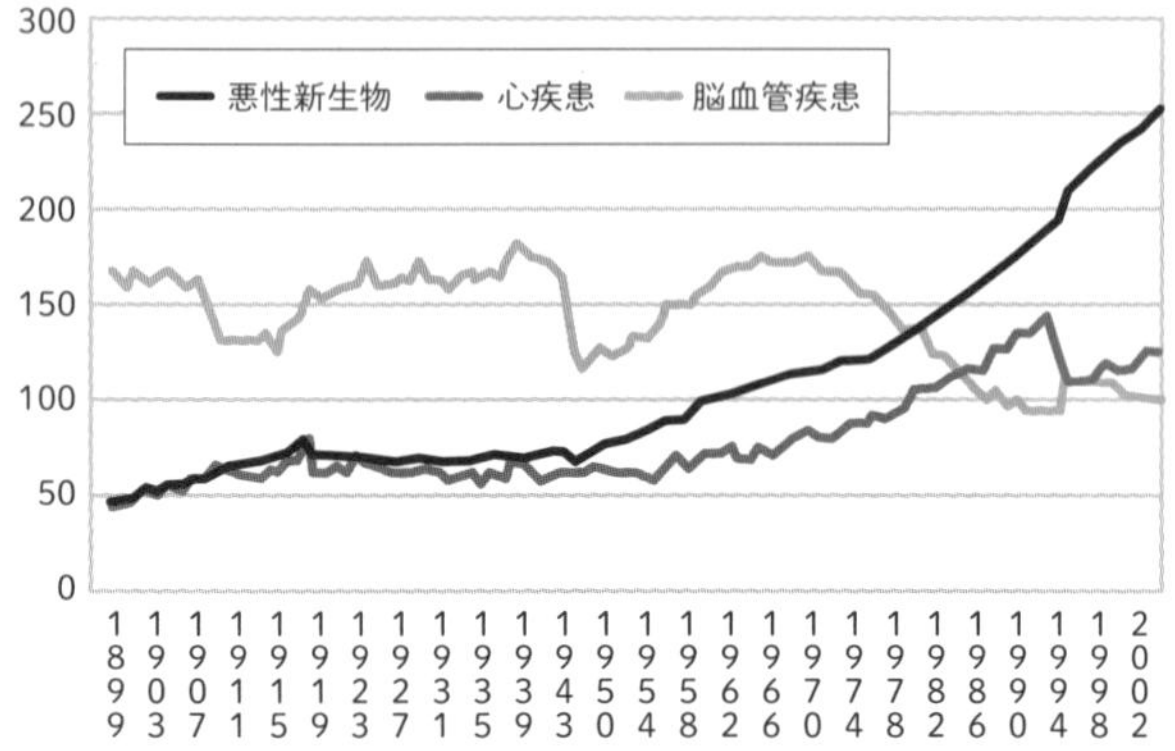

出典　平成17年度　人口動態統計特殊報告　出生に関する統計、心疾患−脳血管疾患死亡統計

も、脳卒中によって脳にダメージが加わっても、実は死亡率は高くないのです。

上の表は死因別死亡率推移を示したものです。長い間、死因別死亡率の第1位は脳血管疾患（脳卒中）でしたが、現在は減少しています。

約10％が脳卒中で死亡する状況になっています。つまり、9割は助かるのです。

「脳卒中では死ななくなった」と言われます。たしかに、それは事実です。しかし、助かる代わりに、何らかの後遺症が残ることが多いものです。

脳卒中になると、障害を受けた脳の場所

により、片麻痺や失語症など多彩な症状が出ます。脳卒中発症から5年後の追跡調査として、「3分の2の人が麻痺など障害が残っている」「20％の人が脳卒中を再発している」とされています。

脳という重大な部位へのダメージは、仮に少しの出血でも、場所によって大きなものになります。

もちろん、脳卒中を発症しても、全員が麻痺で寝たきりになるということでは決してありません。また、適切なリハビリテーションを行っていけば、確実に症状は改善されていきます。

しかし、**寝たきりを避けるためには、そもそも脳卒中にならないようにすることが、一番の近道と言える**でしょう。

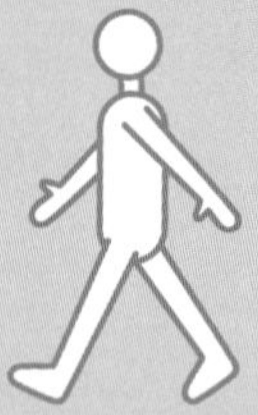

脳卒中だけでなく認知症も血管の病気!?

劣化した血管に負荷がかかってダメージ

脳卒中は大きく、脳の血管が詰まるタイプと、脳の血管が破れるタイプに分かれます。

脳卒中全体の約75%を占めるのが、脳の血管が詰まるタイプである「脳梗塞」です。血管が破けるタイプの「脳出血」が20%、動脈瘤が破裂する「クモ膜下出血」が5%です。

脳の病気というと、クモ膜下出血が有名ですが、実際の発症率は脳卒中全体から見ると高くありません。また、非常に死亡率が高い病気です。そのため、寝たきり原因となる脳卒中としては、脳梗塞と脳出血が主なものとなります。

脳梗塞も脳出血も、脳の血管の病気です。発症理由はさまざまですが、血管が劣化して弱くなっているという点では同じです。**血管が劣化することを「動脈硬化」と言います。**

劣化した血管に高血圧などの負荷がかかり、詰まったり破れたりした結果が、脳卒中となります。

アルツハイマーの次に多い脳血管性認知症

脳卒中は脳の血管の病気ですが、実は寝たきり原因第2位の認知症も、脳血管性のものが多いのです。

認知症というと、アルツハイマー型認知症を想像する方が多いと思いますが、脳血管性認知症はその次に多くなっています。現在は、病理学的所見から両方を合併している例も多いという見解が示されています。

脳血管性認知症は、脳梗塞や脳出血などによって脳の血管にダメージを受けた結果、起こる認知症です。つまり、脳卒中がそのまま認知症の原因となっているのです。実際、**脳卒中発症から5年後の追跡調査として、「22〜25％の人が認知症になっている」と言われています。**

脳卒中になると認知症になりやすくなるというのは、間違いないことだと思います。

80代でも若々しい血管の人がいる理由

ここまでの話を読んで、みなさんは絶対に脳卒中にはなりたくないと思っていらっしゃるでしょう。

病気はどれでもそうですが、脳卒中にはなりやすくなる危険因子があります。それは「修正できない危険因子」と「修正できる危険因子」に分けられます。

修正できない危険因子としては、年齢（55歳以上で10歳ごとにリスクは2倍に）、性別（男性は女性よりハイリスク）、脳卒中の家族歴があることです。

高齢になるほど脳卒中になりやすくなり、要介護になりやすくなる。それは仕方がないことでもあります。けれども、そこには個人差があります。80代や90代になっても、脳卒中になることなく、元気な方もいます。

ここで重要になってくるのが、**修正できる危険因子**です。

修正できる危険因子としては、高血圧、糖尿病、高脂血症、心房細動などの心疾患、肥満、頚動脈狭窄《けいどうみゃくきょうさく》、喫煙、運動不足、過度の飲酒などがあげられます。

脳卒中にならないためには、この修正できる危険因子をコントロールしてあげることがカギになります。

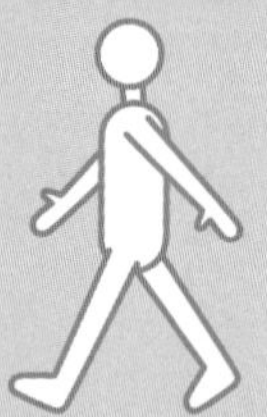

「運動」こそ寝たきりを退ける特効薬

脳卒中の「修正できる危険因子」に有効

ではどうしたら、脳卒中の「修正できる危険因子」をコントロールすることができるのか。

高血圧にならないようにし、糖尿病にもならないようにし、高脂血症にもならないようにし、肥満にもならないようにする。なっても、悪くならないようにうまくコントロールする。

実は、これらすべての予防や治療に有効なものがあります。しかも無料です。何だかわかりますか？

「運動」です。適切な運動です。

高血圧も糖尿病も高脂血症も、主に肥満が原因です。「肥満は万病のもと」と言いますが、実際に体重を減らすことで、さまざまな不調をなくせることが多いのです。

そして、体重を減らすには、運動が一番であることは、みなさんご存じの通りです。

また、適切な運動は高血圧にも直接的に効きます。**血圧を上げる交感神経の働きを弱め、血管の機能も改善します。**

糖尿病とは血液中の糖の値が高い病気、高脂血症は血液中の脂質の値が高い病気です。糖と脂質が血液中に多いと、血液がどろどろになって流れが悪くなり、血管がやられていきます。それが最終的に、血管が詰まったり破けたりと、脳卒中につながるのです。

そこで、運動です。**糖と脂質の分解に利用されるのは酸素なのですが、血液中の酸素を多くするには、「体を動かす」ことが一番なのです。**

寝たきり原因3位の「骨折・転倒」も予防

運動は、寝たきり原因の第3位である「骨折・転倒」予防にも有効です。

骨折は、骨粗鬆症《こつそしょうしょう》という骨がもろくなる状況になると、起こりやすくなります。

骨の強さは、外側の骨密度と骨の中の質が重要であると言われています。

「骨密度が高く骨質の良い人」に比べて、「骨密度が高くても骨質が悪い人」は1・5倍骨折しやすく、「骨密度は低いけれど骨質が良い人」は3・6倍、「骨密度も低く骨質も悪い人」は7・2倍骨折しやすいというデータを、慈恵医大の整形外科の齋藤充先生たちは示されています。

骨粗鬆症があると、寝たきり確率が2倍近くになるともされています。

高齢者の背中が曲がるのも、実は背骨（脊椎）を骨折しているケースが多々あります。骨粗鬆症で骨がもろくなり、ちょっとした衝撃で押しつぶされたように背骨を骨折してしまいます。これを「脊椎圧迫骨折《せきついあっぱくこっせつ》」と言います。

脊椎圧迫骨折によって起き上がるのがつらくなり、寝たきりになってしまう方も多いのです。

ではどうやって、骨密度を高くし、骨質を良くするのか。それには運動なのです。骨は常に、「骨吸収（破壊）」と「骨形成（再生）」をくり返しています。これを「骨代謝」と言い、サイクルは約4カ月です。

運動することで血流が良くなり、骨形成が活発になり、骨がつくられやすくなります。その結果、骨量を増やすことができるのです。

また、骨の材料であるカルシウムを骨に沈着させるには、運動により骨に圧力をかけることが重要です。

筋肉の衰えや関節疾患も歯止め

骨を丈夫にする運動は、同時に筋肉を鍛えることにもなります。**とくに女性の場合、加齢とともに筋肉がどんどん衰えていきます。それがふらつきの原因ともなり、転倒を引**

き起こす結果となります。そこに骨粗鬆症があれば、簡単に骨折してしまうでしょう。

運動によって骨を鍛え、筋肉を鍛えれば、寝たきりはどんどん遠ざかっていきます。

要支援の原因で上位にくる、関節疾患も同様です。**運動によって骨と筋肉を強くしていくことで、ひざの痛みなども改善されていきます。**

運動は若い人だけの専売特許ではありません。高齢者にとっても、非常に有効で重要なものなのです。

運動だけでなく、もちろん「食事」も重要です。また、しっかりと「検診」を受けることも欠かせません。

しかし、食事を変えるだけでは筋肉はつかないし、骨も丈夫になりません。また、先にも述べたように、脳卒中のみならず多くの病気の原因である肥満も、食事改善だけではなかなかうまくいきません。

まずは運動です。運動すれば、自然と痩せていきます。リズムが整い、健康的な生活を送れるようになります。

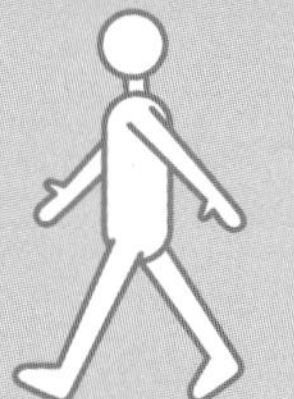

ハードな運動は必要なし。「歩く」のがベスト

一生続けていくことが重要

とはいっても、

「この歳から運動を始めるのは……」

「スポーツは苦手だから……」

という方も多いかもしれません。

大丈夫です。ハードな運動は必須ではないのです。

健康のための運動は、毎日続けてこそ効果があります。１カ月や半年など、決まった期間だけすればいい、というものではありません。**ハードな運動はたいてい長続きしません。**それよりは、「つらくない」運動を、それこそ死ぬまでずっと続けていくのが重要なのです。

そこでおすすめなのが、「歩く」ことです。ウォーキングです。

以前、読売新聞社の「スポーツ」に関する全国世論調査がありました。質問内容は、「日ごろしているスポーツや運動は何ですか?」でした。その順位は以下の通りでした。

1位　ウォーキング・散歩
2位　軽い体操
3位　ゴルフ
4位　ジョギング・マラソン
5位　水泳・アクアエクササイズ

みなさんの感覚としても、ウォーキングがもっとも手軽で続けやすい運動ではないかと思います。

「20～40分のウォーキング」で死亡危険率が低下

「メッツ」（METs: metabolic equivalents）というのを聞いたことがあるでしょうか。

メッツとは、運動や身体活動の強度の単位です。座って楽にしている状態を1メッツとしたとき、何倍のエネルギーを消費するかで強度を示します。

たとえばヨガなら2・5メッツ、ジョギングなら7メッツなどとなっています。

つまり、ヨガは座っているときの2・5倍、ジョギングは7倍エネルギーを消費しているということです。

2010年、「サーキュレーション」という雑誌に、運動と死亡危険率の関係をまとめた論文が発表されました（Kokkinos P）。20年にわたり、男性の退役軍人5314名（平均年齢71・4±5歳）を対象としています。

その結果、**5メッツ以上の運動を行うことが死亡危険率を低下させる**と言っています。そして、5メッツに該当するのが、「毎日20～40分間のウォーキング」としています。

メッツの表を見ると、5に該当するウォーキングは「かなり速歩」となります。「107m／分」ですから、これはかなり速いですね。若い人の通常の歩行速度が男性で80m／分とされているので、高齢者には走るのに近い速度かもしれません。

表の右側に「1エクササイズ」とありますが、我々はよく運動を1エクササイズとして、身体活動量（カロリー消費量）を考えます。5メッツの「かなり速歩」の場合、12分間で1エクササイズとなります。

一方、3メッツには「とても軽い運動」とありますが、通常歩行はこれに該当します。3メッツの場合、20分で1エクササイズです。

12分間「かなり速く歩く」のと、20分間「普通に歩く」のは、計算上同じ身体活動量なのです。つまり、3メッツの運動も、時間の長さ次第で5メッツと同等の運動になるということです。

身体活動のエクササイズ数表

メッツ	活動内容	1エクササイズに相当する時間
3.0	自転車エルゴメーター：50 ワット、とても軽い運動、ウェイトトレーニング（軽・中等度）、ボーリング、フリスビー、バレーボール	20 分
3.5	体操（家で。軽・中等度）、ゴルフ（カートを使って。待ち時間を除く）	18 分
3.8	やや速歩（平地、やや早めに=94m/ 分）	16 分
4.0	速歩（平地、95 ～ 100m/ 分程度）、水中運動、水中で柔軟体操、卓球、太極拳、アクアビクス、水中体操	15 分
4.5	バドミントン、ゴルフ（クラブを自分で運ぶ。待ち時間を除く）	13 分
4.8	バレエ、モダン、ツイスト、ジャズ、タップ	13 分
5.0	ソフトボールまたは野球、子どもの遊び（石けり、ドッジボール、遊技具、ビー玉遊びなど）、かなり速歩（平地、速く=107m/ 分）	12 分
5.5	自転車エルゴメーター：100 ワット、軽い活動	11 分
6.0	ウェイトトレーニング（高強度、パワーリフティング、ボディビル）、美容体操、ジャズダンス、ジョギングと歩行の組み合わせ（ジョギングは 10 分以下）、バスケットボール、スイミング、ゆっくりしたストローク	10 分
6.5	エアロビクス	9 分
7.0	ジョギング、サッカー、テニス、水泳：背泳、スケート、スキー	9 分
7.5	山を登る：約 1 ～ 2kg の荷物を背負って	8 分
8.0	サイクリング（約 20km/ 時）、ランニング：134m/ 分、水泳：クロール、ゆっくり（約 45m/ 分）、軽度～中強度	8 分
10.0	ランニング：161m/ 分、柔道、柔術、空手、キックボクシング、テコンドー、ラグビー、水泳：平泳ぎ	6 分
11.0	水泳：バタフライ、水泳：クロール、速い（約 70m/ 分）、活発な活動	5 分
15.0	ランニング：階段を上がる	4 分

出典　厚生労働省　資料

ですから、速さはそれほどこだわる必要はありません。それぞれが無理なくできるスピードでいいのです。

有酸素運動で心肺も強くなる

ジョギング、「走る」ということまでしなくてもいいのです。もちろん、走れれば理想ですが、「歩く」だけで十分効果があります。後の章で詳しく解説しますが、さらに「効果的な」歩き方ができれば、最高の運動となります。

歩くのは全身運動です。足を使い、腕を使い、体幹を使いますから、全身の骨と筋肉を鍛えることができます。

また、歩くのは有酸素運動ですが、ほんの少しの有酸素運動を根気よく続けることで、心臓や肺も鍛えられます。最大酸素摂取量が大きくなると、病気にかかりにくくなります。

有酸素運動によって血管も丈夫になり、動脈硬化を防ぐことができます。

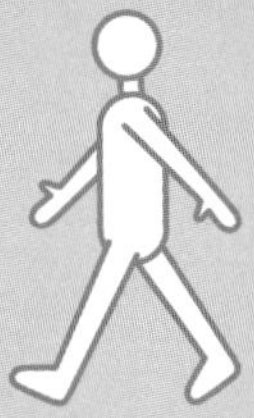

歩き続けるかぎり、ずっと歩ける体でいられる

入院患者の「廃用症候群」

寝たきりとは、つまり歩けないということです。逆説的ですが、歩き続けることを目標にすれば、必然的に寝たきりになりません。歩いているかぎり、大丈夫ということです。

逆に、**歩かなくなると、人は簡単に動けなくなります。**リハビリテーション医療の現場でも、簡単に動けなくなるものだと実感しています。

脳卒中の代表的な後遺症は麻痺ですが、全身麻痺で寝たきりになるケースは少数です。けれども、たとえば片足麻痺や高次脳機能障害によって外出がおっくうになり、歩かなくなる。結果として、体がどんどん衰え、寝たきりに……という悪循環に陥ることも多いのです。

よく、大きな手術をした後も、病院ではすぐに歩かされるという話を聞きますね。それは寝たきりの状態だと、あっという間に身体機能が衰えてしまうからです。

これを「廃用症候群」と言います。

われわれの入院患者さんへのリハビリテーション治療も、主に廃用症候群を防ぐために行われます。

絶対安静で筋肉の伸び縮みをさせないと、1週間で筋力は10〜15%落ちてしまうとされています。1カ月も寝たままだったら、筋肉は半分になってしまいます。

若い人なら、仮に筋肉が半分になっても、もともとの筋肉量があるので、回復も可能です。しかし、もともとの筋肉量が少ない高齢者の筋肉が半分になってしまったら、元の状態に戻すのはかなり難しくなります。

たとえ要介護になっても歩く

現代のリハビリテーション医療の技術はすごく、「ここまで回復できるのか」と多くの方に驚かれます。しかし、その技術をもってしても、「一線を越えて」衰えてしまった体を元に戻すのは、まず不可能です。

体は動かさないと、あっという間に衰えていきます。けれども、動かし続けているかぎり、元気な体でいられます。

仮に要介護になったとしても、歩くことです。

高齢で元気な人というのは、たいていよく歩いています。元気だから歩いているのではありません。「歩くから元気」なのです。

人間の体は、遠くに移動するようにできています。

「歩く」ことこそ、人間の根源。「生きる」ことと同義です。

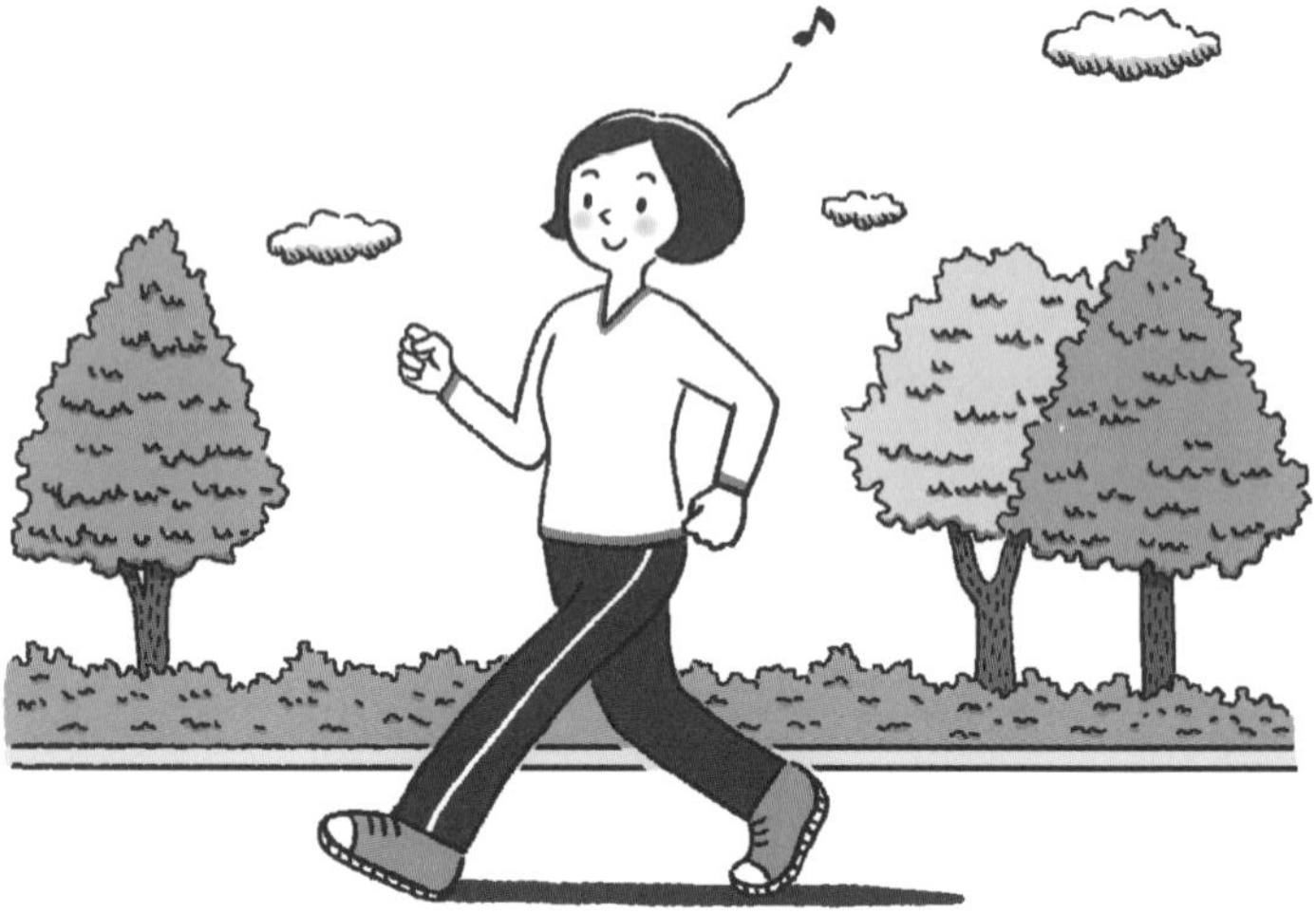

脳卒中のリハビリテーション医療の現場でも、それまで車イスでぼんやりしていた人が、自分の足で立ち上がり、歩き始めたとたん、急にしゃきんとするのを目の当たりにします。

自分で動ける＝若さです。歩けているうちは若いのです。

ぜひとも、今日からたくさん歩き、いつまでも健康に長生きしましょう！

第2章

とにかく歩こう、1歩でも

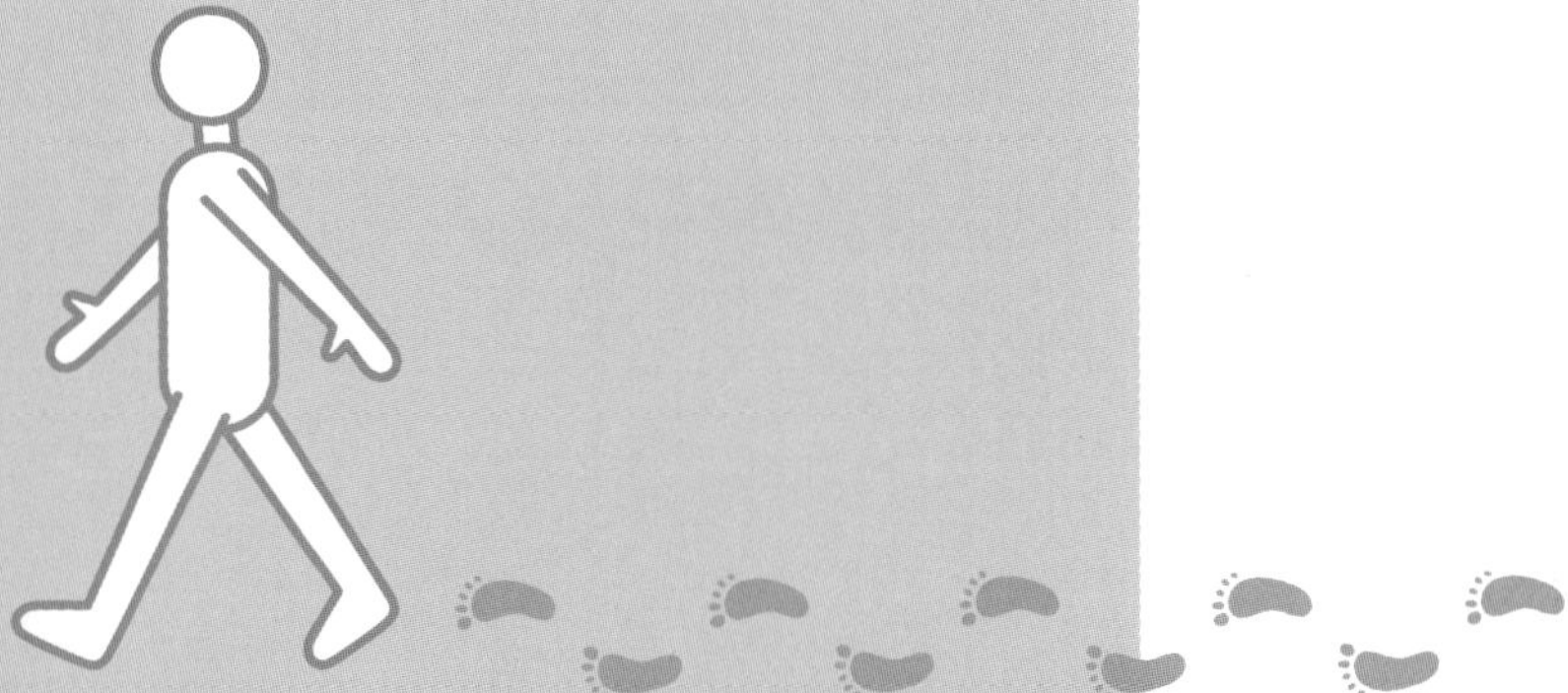

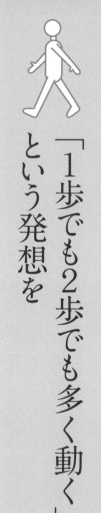

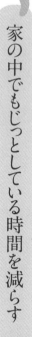

「1歩でも2歩でも多く動く」という発想を

家の中でもじっとしている時間を減らす

私たちの体は、常に「重力」と戦っています。

体が衰えるというのは、イコール「重力に負ける」ということです。若いときはいくらでも跳んだり走ったりできたのに、年とともにできなくなるのは、重力に逆らうだけの筋力がなくなるからです。

手足を持ち上げるのも、背筋をまっすぐに保つのも、重力に逆らう行為です。もっとも重力に逆らわないのは、横になった状態です。寝ているのが一番楽なのは、当然なのです。

血液の循環が悪くなるのも、重力に逆らえなくなったせいです。

人は立っている姿勢のとき、心臓から足の先まで送った血液を戻すために、心臓を強く収縮させて、血液を下から上に戻しています。そのポンプ作用がいわゆる血圧です。

しかし、ポンプ作用が衰えると、足の先まで行った血が滞り、むくみの原因になります。頭まで血が送れなくなり、立ちくらみやめまい、ふらつきなどが起こります。

重力に逆らえる体にするには、逆説的ですが、重力に逆らうような負荷を体に与えることです。これを**「抗重力運動」**と言います。

みなさんは家で過ごす時間が長いでしょうか？　その中でも、寝転がったり、じっと座っている時間はどれくらいでしょうか？

寝ている時間が長いと、姿勢を保つための筋が加速度的に弱くなります。気がついた頃には座っているのもつらくなったり、ひじかけのないイスだと、体がグラグラしたりします。

また、座ってばかりだと、足の力が弱くなります。

ご存じですか？　ひじあてを押して立つようになると、「よっこいしょ」のセリフが出るようになるのです。足の力が弱くなったために、手に頼るようになります。若い人は、立ち上がるときにひじあてを押して立ち上がる方法はあまり使いません。もしおやりになっていたら、それは足の力が弱ってきていて、自然に手の力に頼り始めているサインですから、ご注意ください。

トイレのついでに台所に寄る「ちょい足し」

寝るよりも座る、座るよりも立つほうが、重力に逆らっています。**家の中でも、「何かと理由をつけて」歩き回り、体に負荷をかけましょう。**座っている時間、寝転がっている時間を1分でも短くしましょう。

ポイントは「ちょい足し」です。トイレに行く回数はみなさんけっこうたくさんありますよね。あと、食事は3回します。お風呂で1回。このあたりはいくら家の中にいたとしても、生きて行く上でどうしてもしなければならない活動です。

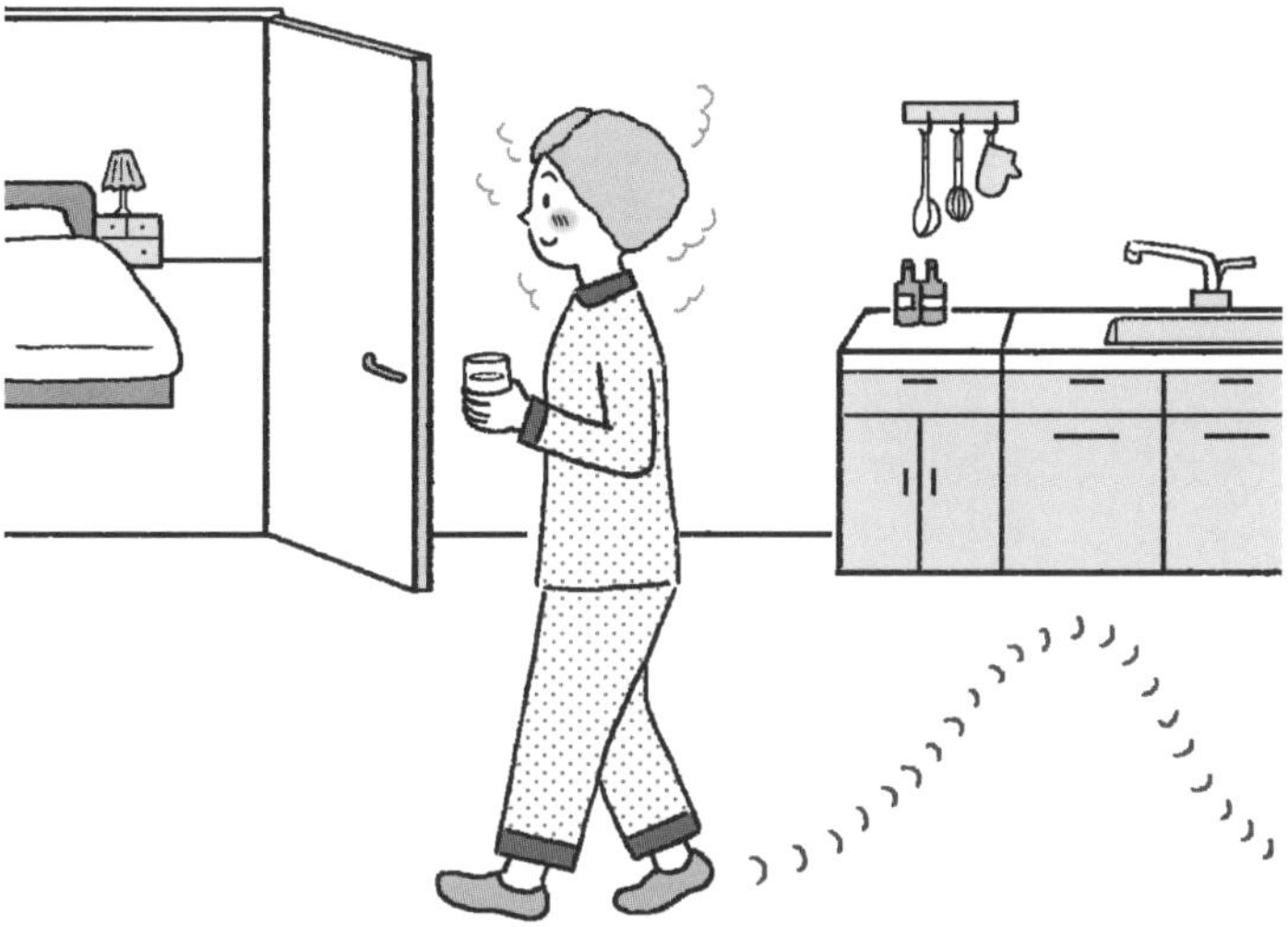

ここに、歩数を「ちょい足し」します。トイレに行ったついでに、台所に寄って水を飲むかお茶を入れ、リビングへ。お風呂上がりにも、台所を経由して寝室に戻る……。

トイレまで10m程度として、だいたい15歩くらい。往復で30歩。トイレに8回くらい行くとして240歩です。

お風呂も1回分、食事は3回分として360歩。これが通常の歩数とすると、**迂回経路にすることで3倍の1000歩くらいは簡単に超えてしまう**と思います。

1歩でも2歩でも貪欲に稼ぐ。その姿勢が大切です。

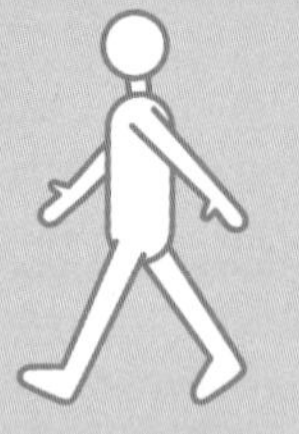

あと1000歩の上積みで寝たきりが遠のく!

5000人の高齢者を調査した「中之条研究」

「中之条研究」という有名な研究があります。

群馬県中之条町で5000人の65歳以上の全住民を対象にした調査で、15年間、なんと今もまだ続けられているものです。論文にもなっています。

農村部で大々的に実施され、日常の活動や病気について調査しています。

この中之条研究では、「2000歩歩くと寝たきりが予防できる」とまとめています。

左の表を見てください。「中強度の活動時間」の中強度とは、速歩などのことです。

その時間は0分なので、とくに負荷をかけず、普通に歩いて2000歩で、寝たきりを

中之条研究

歩数	中強度の活動時間	予防できる病気
2000歩	0分	寝たきり
4000歩	5分	うつ病
5000歩	7.5分	要支援・要介護、認知症、心疾患、脳卒中
7000歩	15分	ガン、動脈硬化、骨粗しょう症、骨折
7500歩	17.5分	筋減少症、体力の低下
8000歩	20分	高血圧症、糖尿病、脂質異常症、メタボ（75歳以上）
9000歩	25分	高血圧（正常高値血圧）、高血糖
10000歩	30分	メタボリックシンドローム（75歳未満）
12000歩	40分	肥満

出典　東京都健康長寿医療センター研究所

防げるのです（ここでの「寝たきり」は、主に筋力の衰えによるものと思われます）。

自宅での歩数を、先ほどの「ちょい足し」で1000歩にしました。次は2000歩にすることを考えてみましょう。

やはり、家にいるだけでは、さらに1000歩上積みするのは難しいです。相当なお屋敷でもないかぎり、数メートル歩いたら、すぐに壁に突き当たります。用事もなく狭い家の中をぐるぐる歩き回るのは、現実的ではありません。

歩数を稼ぐには、外に出て行くことです。

とはいえ、遠出は必須ではありません。

近所のコンビニへの往復で歩数を確保

たとえば、歩幅を50㎝とします。少しゆっくり、狭い歩幅で歩くイメージです。コンビニまで行って、何か買って帰ってくるとしましょう。

コンビニまでの距離はお住まいによっていろいろだと思いますが、200m程度として2歩で1mだから片道で400歩。お店の中でぶらぶらとショッピングするとして、往復で約900~1000歩になります。

家の中で1000歩すでに歩いたので、これでもう2000歩です。

この例はふだんあまり運動しない、家から出る頻度の少ない方を想定した、とても軽い設定なので、少しだけレベルを上げれば、3000歩はさほど厳しい目標にはなりません。

たとえば、**午前と午後で合わせて2回コンビニまで歩けば、もう3000歩です**（コンビニを推奨しているわけではありません、あくまで例です）。

さらに、駅前の図書館に行くとしましょう。駅まで500mとすれば、往復で2000歩になります。

これらを合わせれば、すでに5000歩を超えています。

先ほどの中之条研究の表を見ると、「5000歩で認知症や脳卒中を防げる」とあります。中強度の活動時間が7分ほど必要ではあるものの、ごく近くに出かけるだけで、まさに寝たきり原因のトップ2を予防できてしまうのです。

週に1回、公民館へ足を運んでみる

単純計算で5000歩歩くには、

①　家の中で少しよけいに歩く習慣を取り入れる

② 家から200m程度のコンビニまで朝と夕方、買い物ついでに歩いてみる
③ 家から500mの駅前の図書館に顔を出してみる

ここまでの水準に上げられたら、完璧です。
最初のうちは駅前に行くのを休みにしたり、コンビニは1回でもいいとしてみたりして、全然かまいません。運動習慣をつけるのは徒競走ではありませんから、急ぐ必要はまったくないのです。

とにかく出かける場所、機会をつくることです。

地域の公民館などがおすすめです。トレーニングジムが設置されていたり、プールがあったりします。なかにはダンスサークルやヨガ、紅茶教室なども開かれています。
集団がちょっと、という方でも絵画教室や映画鑑賞会なども開かれています。多くが無料や格安の設定でサービスを受けられますので、ぜひのぞいてみてください。たとえば、昼間図書館に行くだけでもエアコン代が節約になります。

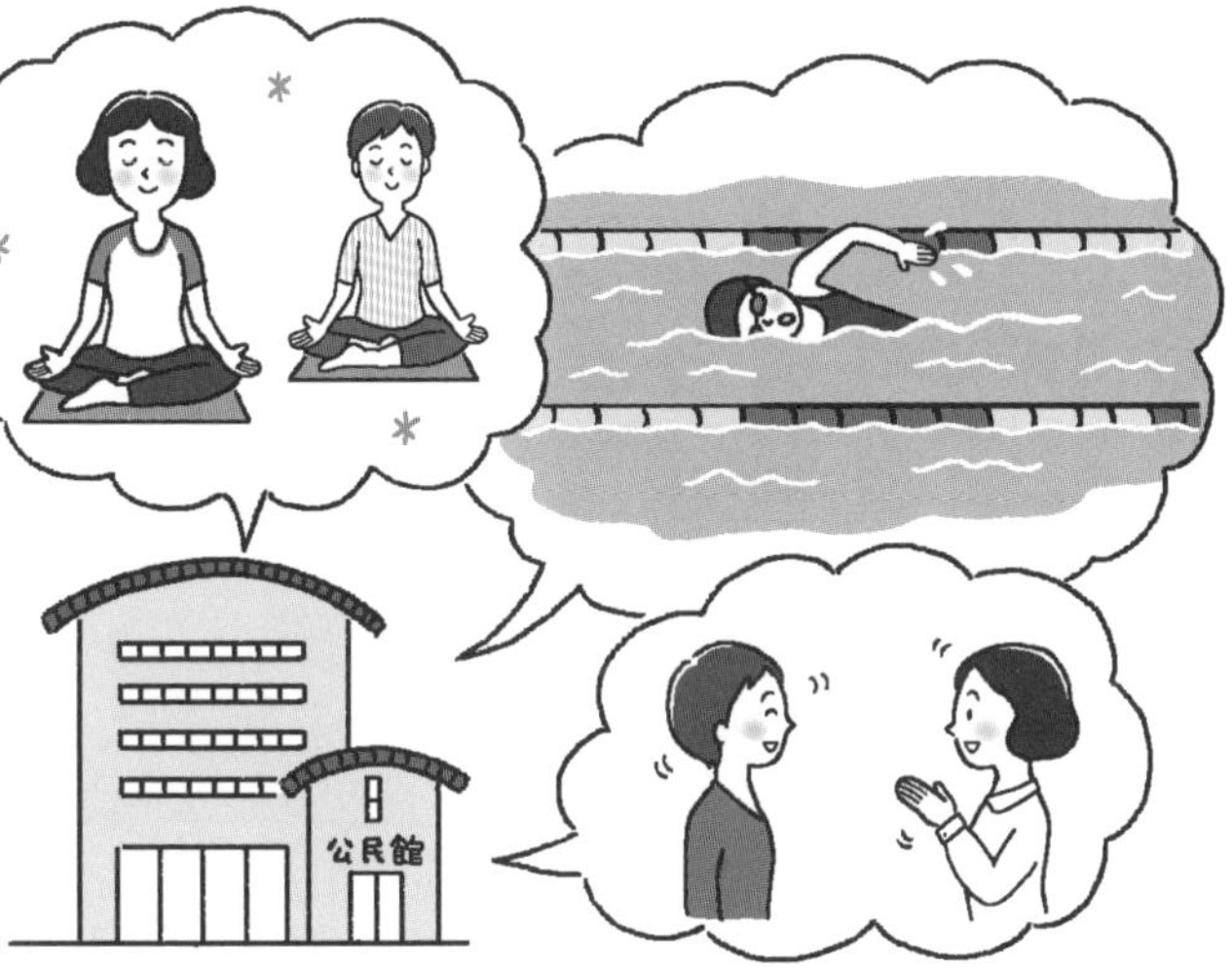

冷房が効いた広い空間は、狭い自宅の冷房環境より、なんだか体にやさしい気がします。
週に1回からでいいので、何かに首を突っ込んでみる、そこから始めてみませんか？

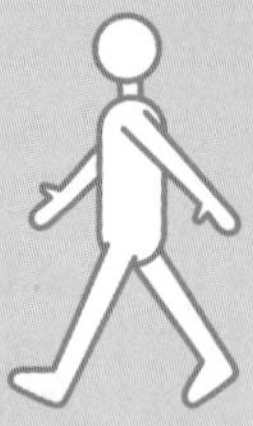

「外に出ていく」ことの重要性

リハビリテーションも「生活圏を広げる」のが目標

外に出て行くことは、生活圏を広げることでもあります。これが非常に重要です。高齢者で引きこもりになる方はとても多いのです。**ずっと家にいるのは体が衰えるだけでなく、心もどんどん暗いほうへ向かいます。どんどん老けてしまいます。**

私たちの病院にも、脳卒中で入院されている患者さんはたくさんいますが、退院に向けてのリハビリテーション医療では、「外出」を大きな目標にしています。

ＬＳＡ（Life-Space Assessment）という指標があります。

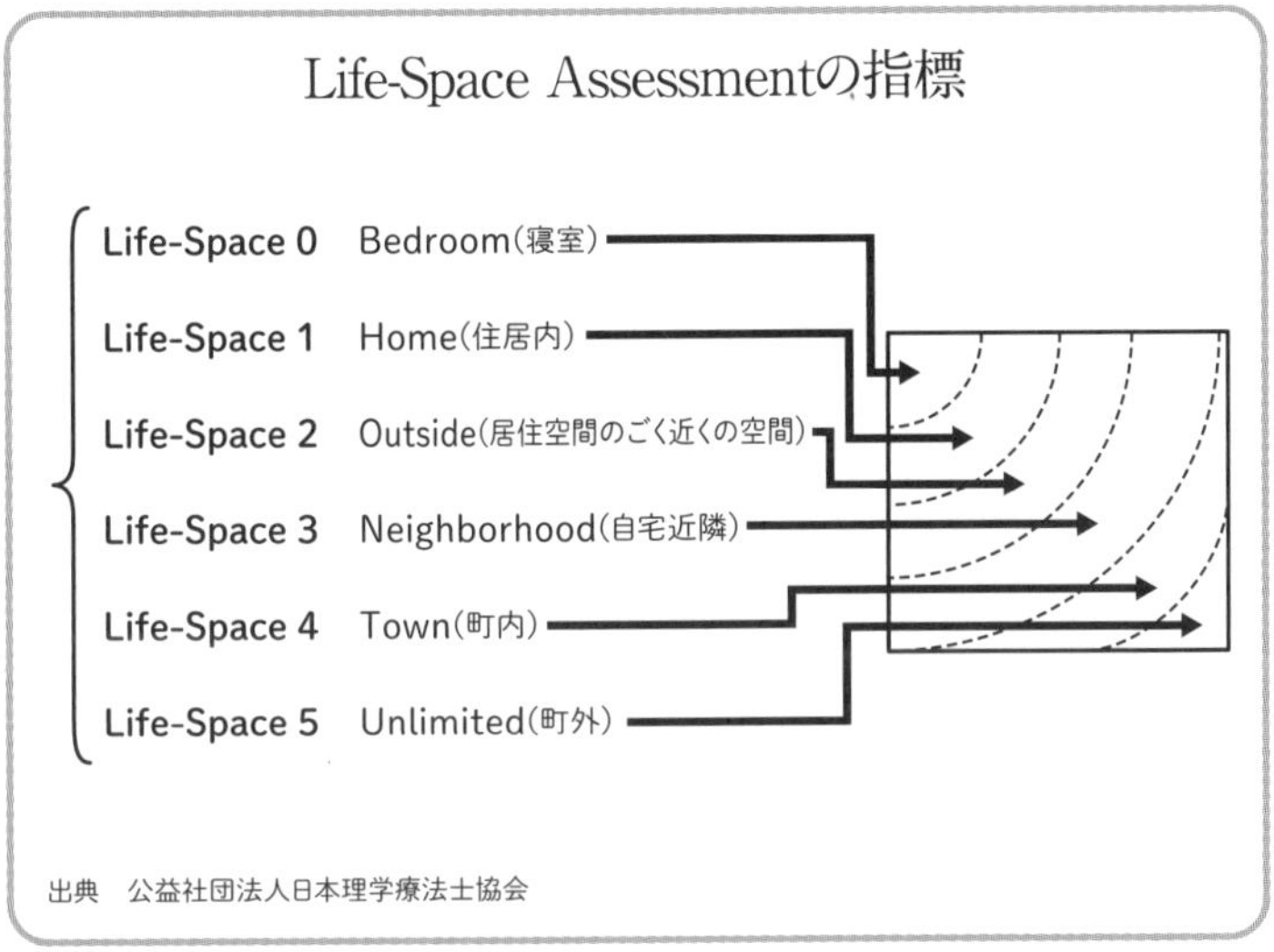
Life-Space Assessmentの指標
Life-Space 0 Bedroom(寝室)
Life-Space 1 Home(住居内)
Life-Space 2 Outside(居住空間のごく近くの空間)
Life-Space 3 Neighborhood(自宅近隣)
Life-Space 4 Town(町内)
Life-Space 5 Unlimited(町外)
出典 公益社団法人日本理学療法士協会

ライフスペース＝生活の広がりを評価する指標なのですが、図のように、ライフスペース0は寝室、つまりほぼ寝たきり状態です。それが1、2、3と上がるにつれ、住居内から近所へと広がっていきます。

外に出てコンビニやスーパーに行けば、そこには社会との接触があります。駅まで行けば、多くの店があり、ショッピングや外食の機会があります。

さらには、電車に乗って遠くに行くことができます。その先は、旅行に行くことにもつながるでしょう。

そうして生活圏を広げ、世界を広げてい

くのは、「好奇心を持って生きる」こととイコールです。**好奇心こそ脳を活性化させ、若々しさを保つ秘訣です。**

友だちとの待ち合わせや映画を観に行くなど、歩く距離が長くなれば確実に生活は変わります。人との会話も、非常に脳を活性化させます。

患者さんに、3カ月おきにリハビリテーション治療に来られる方がいます。その日を外出できる機会として、とても楽しみにしていらっしゃいます。

病院では、我々とたくさん話をし、元気に帰っていかれます。そしてまた、次回の通院を楽しみに、日々過ごされます。3カ月に1回でも、外出は心身ともに大きな効果があるのです。

社会との接触は人を活性化させる

読者の方々がもし、出不精になっていて自宅から出たくないとお思いでしたら、いきなり外出しようと考えずに、まず家の前、ゴミ捨てや回覧板をまわしたりすることから始めていきましょう。

人目につくから恥ずかしいと思うのは当たり前。

もちろん、寝たきりにならないためですから、少しは外に出てもいい格好に着替えましょう。髪を結ったり、靴下をはいたり、パジャマ下でなくスラックスにしたり。それでもたくさんの日常生活動作を取り入れたことになります。

髪を結うだけでも上肢の運動になっています。

腕を心臓より高い位置に持っていけば、心臓には負担がかかるものです。手を上げた状態を保って髪を結ぶ、ひじを高い位置で止めて置いたりするのは、意外に肩の力が必要なのです。結ぶ、という動作も目で見ながらではなく、頭の後ろを想像しながらやるので、大脳の活性化になります。

特別なことをしなくても、十分運動になります。靴下を履くためには、股関節や膝関節をしっかり曲げて足の先に触れるくらいの柔軟性が必要です。

床で履くのなら、足を引きつけている間、とても不安定な姿勢になります。それを保ちながらの靴下を履く動作はとても高度です。

パジャマ下を履き替える動作にしても、足を持ち上げてフラミンゴよろしく数秒片足立ちになりますよね。片足立ちを保つという動作は、歩くよりも下肢の筋力が必要なのです。

「1万歩」は絶対ではありません

根拠があまりない数字

「健康のために1万歩」と言われます。

どうして1万歩なんでしょうね。

みなさんがよくお使いの歩数計、日本での通称名は「万歩計」です。この万歩計という名称、実は1965年にYAMASAから発売された「万歩メーター」に端を発しているとされています。同社のメーターが計測できる歩数が1万だったようです。

もともとアメリカの研究者が出した研究を基にした、健康増進の歩数が1週間に69000歩だったことを受け、きりのいい数字として1万という歩数をスローガンに、健康増進キャンペーンを展開したようです。

つまり、1万歩の根拠は極めて不確定なものであり、健康増進の指標のあくまでひとつに過ぎないというくらいに考えていただければと思います。

「1万歩」はかなりの歩数です。普通に歩いたら2時間くらいかかります。若い人でも、1万歩歩いた日はけっこう疲れます。

1万歩を日々の目標にするのは現実的ではありません。また、**1万歩も歩かなくても、十分運動効果はあります。**

ふたたび、53ページの中之条研究の表を見てみましょう。先に述べたように、5000歩で脳卒中や認知症を予防することができます。これを7000歩まで上げられたら、寝たきり原因3位の骨折、骨粗鬆症も防げます。寝たきりはすでに遠のきました。

また、この5000歩、7000歩も絶対ではない、と私は思っています。後でご説明しますが、大事なのは歩数より「歩きの内容」です。3000歩で7000歩を上回る歩き方があります。

ただし、歩数＝「どれだけ移動したか」でもあります。積極的に外出したという意味での評価軸にはなります。

歩数ばかりを目標にする必要はありませんが、たくさん歩くことは大いにおすすめします。

季節によって歩数は変動する

毎日、必ず決まった歩数を歩かなければいけないわけでもありません。あまり難しく考えないことも大切です。雨が降ったらお休みでもいいと思います。

暑い中、無理して外出しなくても大丈夫です。要するに、歩くことが苦ではない自分に持っていくことが大切なのです。たとえば、**春や秋といった運動に適している時期はしっかりやってみる、暑かったり寒かったりする日は天気や気温次第、**それでもまったく問題ありません。

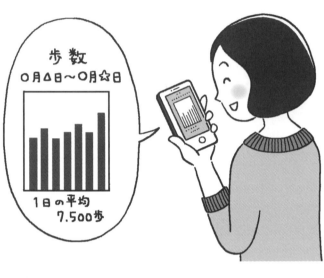

私のスマートフォンには歩数計がついています。意外と使えます。

月ごとの推移を見ると、5月や9月、11月、12月は歩数が多く、7月や10月は少なかったです。夏場は暑いので歩数が減り、秋はもしかしたら長雨ですかね。

年度末はおそらく師走の忙しさだったように思います。冬はやはり歩数が減ります。これは健康増進でも同じように考えていいように思います。

暑い日は無理せず、でも年末は何かと忙しいので歩くのも増えます。人付き合いが増えれば外出が増えて、いいと思います。

2～3日に1回ペースでもいい

1日の歩数というよりリズムです。もちろん毎日しっかりできればいいですが、一番良くないのはムリをすることです。これまであまり歩くことをしていなかったという方が、いきなり「毎日7000歩」などと目標を立てても、長続きしないものです。運動は一生するのが重要ですから、楽に続けられることが大切です。

私はよく、患者さんに運動をすすめるとき、「2～3日に1回でいい」という言い方をします。「週に2～3回」という言い方をすると、みなさん嫌がるのですね。けれども、「2～3日に1回」だと少なく感じるようで、やる気を出してくださいます。同じことを言っているのですが……。

毎日と思う必要はありません。まず1回でも2回でもいいのです。**今日やったら2日休めると考えてみてください。**それも長い時間でなくていいのです。10分、15分でも外を出歩く習慣をつけましょう。歩くのが苦でなくなったら、頻度と歩数を増やしていけばいいのです。

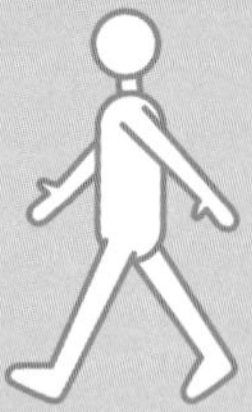

歩くスピードと歩幅の関係

「速く歩く人は長生き」は事実だが…

歩数以外に、歩く速度について考えてみます。

「速く歩く人は長生きである」とされています。

「歩行速度と生存率」という興味深い報告があります。

これによると、１９８６年から２０００年までの実に15年間、65歳以上の高齢者（平均73・５歳）、３万４４８５人を対象にした調査がまとめられています。

著者であるStudenskiらの研究グループによると、この期間の死亡者は１万７５２８人であったといいます。

そして、大変興味深いことに、その結果は生存率と歩行速度が全範囲にわたって関係があり、**統計的に見ても歩行速度が生存率には明確な関係がある、**歩行速度が速い人は明らかに長生きする傾向がある、ということを示しています。

この報告が掲載された「JAMA」という雑誌は、世界の4大タイトルと言われるほど質が高い雑誌で、このデータが信頼できることを意味しています。

この結果を見れば、やはり速く歩けるというのはとても魅力的なことです。

とはいえ、なかなか歩く習慣がない方なら、**歩くようになっただけで、すでに長生きのレールに乗った**と考えてください。

あとは少しでも歩数を増やしたり、外出できるようにしたりするといいでしょう。

室内歩行より屋外で歩くほうが何倍もストレスがかかり、不安定になるものです。

もし、気軽に外出できるようになったなら、しっかりした立位能力と歩行能力が身につき始めているにちがいありません。気にせず、先ほど話したようにLSAを参考にして歩行距離を伸ばしてみてください。

安定して歩けるようになれば、次第に歩幅が広くなります。歩幅が広くなると、自然と歩行速度が速くなることはわかっています。大丈夫です。続けてさえいれば歩行速度は必ず上がってきます。

（参考文献 Studenski S. et al: Gait speed and survival in older adults. JAMA, 305(1), p50-58, 2011.）

歩幅が伸びるとスピードも上がる

歩幅は一般的に以下の計算式で算出できます。

歩幅＝身長×0・45

この式で算出すると、平均値は170㎝の人だと76㎝くらい、160㎝の人だと72㎝くらいです。

まずは床にビニールテープなどでこの歩幅の印をつけ、その歩幅で実際に歩いてみてください。いつもより大股で歩いている感じがするか、無理せず足が出せていたかでその対応は変わってきます。おそらく多くの方が大股に感じるはずです。

無理せず足が出せていたのであれば、ひとまず安心です。速く歩くためにこの歩幅で少しピッチを上げてみましょう。

携帯電話のアプリにメトロノームがあります。少し速めでいいので、1分間に80歩から85歩くらいに設定してチャレンジしてみましょう。

速すぎると感じるのであれば無理せず、少し速いな！と感じる速度くらいにしてかまいません。そもそもご自身の歩数がありますので、それより少し速めに設定すればいいのです。

足をコンパスのように前に出すと、一番広がったところからコンパスをたたむように内側の筋肉が収縮します。**歩幅が狭くなっている方は、この内側の筋肉の力が下がってきている可能性があります。**

普通に考えると、内側の筋肉の力だけ下がっていることはあまりありません。そのため、下肢の筋全体の筋力が低下したと考えるといいでしょう。

歩幅を広く、と言っても平均ですが、それに合わせて歩こうとするだけで、とてもいい筋力トレーニングになります。**慣れてきたら1cmくらい長くしてみてはどうでしょう。**

大股で歩けるようになると、もうそれはウォーキング、スポーツの領域に入ります。

早歩きには寿命を長くする効果がありそうです。

速く歩くとその分代謝が増えます。体脂肪が燃焼しやすくなります。

「仕事量」のマトリクス

横断歩道は、一般的に1mを1秒で歩くように青信号が調整されているそうですね。

我々理学療法士は、患者さんが退院される前、一人でも横断歩道が渡れるようにと、10mを10秒で歩くことをひとつの目標にしてプログラムを組むことがあります。

歩幅の広い・狭いや、歩くのが速い・遅いというのは、あくまでも「そのときより」

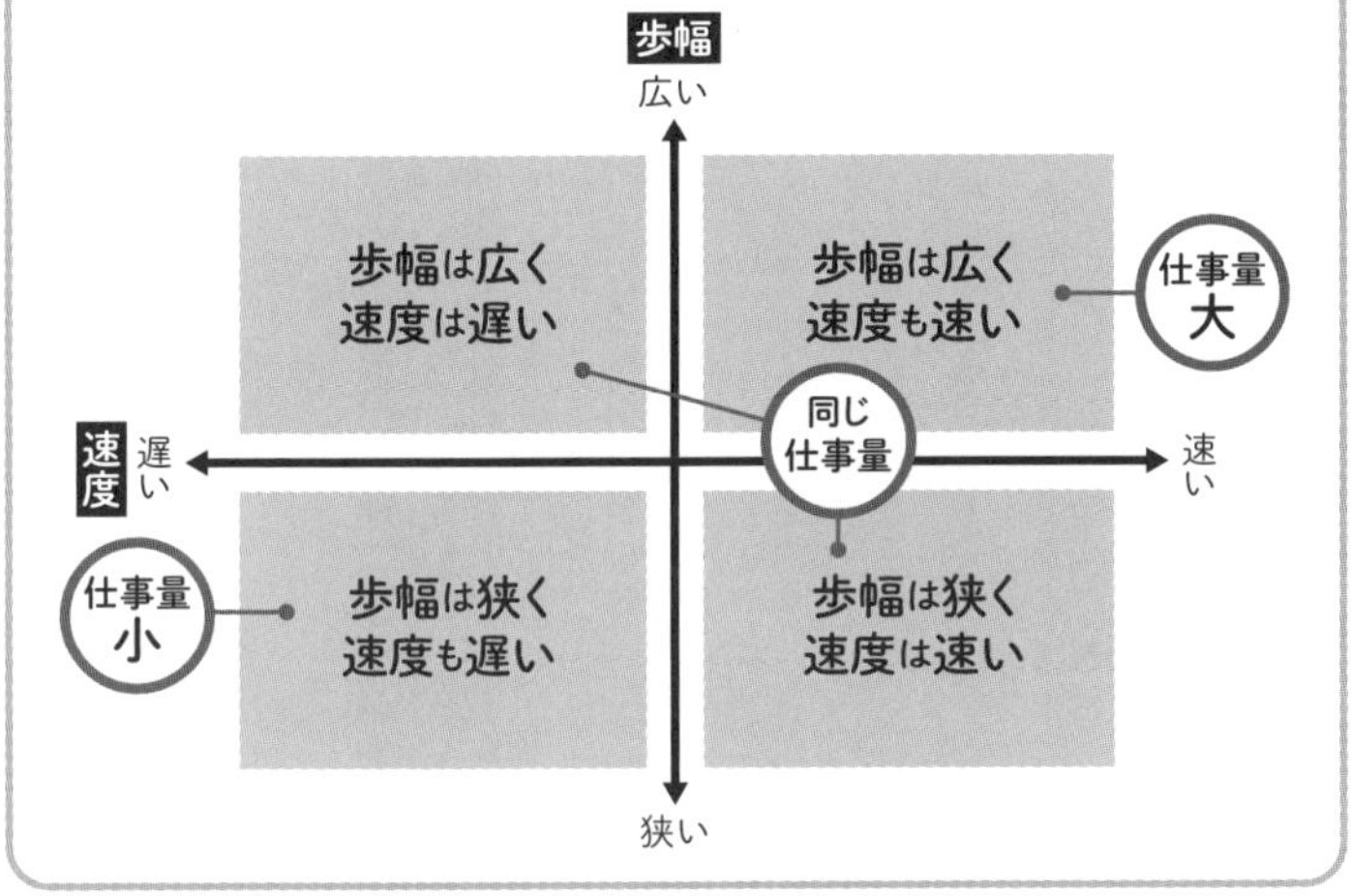

歩幅と歩行速度の「仕事量」

でいいと思います。少し歩幅を伸ばして歩くのは、筋活動も高まり効果があります。また、少し速く歩くのは心拍を高めますので、これもまた効果的です。しかし、いずれもその分疲れは早くきます。

目的が長く歩くことであれば、別に速く歩く必要はありません。

外出するということは長く歩けるということ、それに友だちや家族の方と同じような速度で歩けると楽しいですよね。状況に応じて変えればいいと思います。

上の図を見てください。これは歩幅と速度の関係をマトリクス表にしたものです。

右上の「歩幅は広く速度も速い」のが、

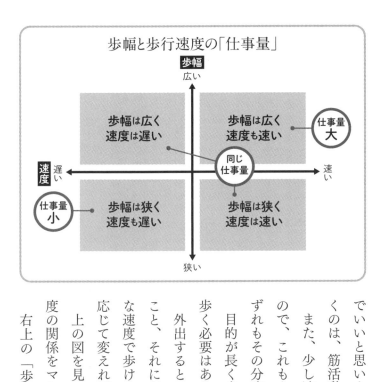

もっとも「仕事量」が大きくなります。仕事量とは、消費されるエネルギーのことです。左下は対極で、「歩幅は狭く速度も遅い」はもっとも仕事量が小さくなります。牛歩ですね。

ポイントは、左上と右下の仕事量はひらたく言うと同じ、ということです。**「歩幅は広く速度は遅い」のと、「歩幅は狭く速度は速い」のは同等の運動**なのです。つまり、歩幅を広くするか、速度を速くするか、自分に合った方法をとればいいのです。実際には、筋肉や心肺機能に対して微妙に影響が変わってきますが、ここはシンプルにとらえておきましょう。

変えるとしたら、まずは歩幅を変えてみましょう。もしあなたの歩幅が短ければ、歩幅を正常の範囲になるように練習してみてください。先にも述べたように、歩幅を広くすれば次第に速度も速くなるものです。

歩幅を少し長くし、ピッチも少し速くなれば理想的です。マトリクスの右上に近づくことになります。

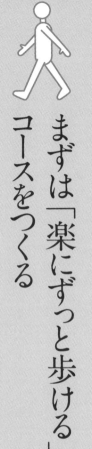

まずは「楽にずっと歩ける」コースをつくる

横断歩道や坂道が外出をおっくうに

歩くのは、楽しくなければ長続きしません。

私の家の周りは坂道が多いので、自転車で駅まで行くと、行きは楽々ですが帰りはしんどいです。少し回り道をすれば平坦な道があるので、時間を気にしないときはむしろそちらの平坦なコースで帰ります。

外出がおっくうという方は、たとえば駅に行く道、アップダウンがあったりするのではないでしょうか。

横断歩道がネック、という方も多いと思います。先ほども述べましたが、横断歩道は

1mで1秒、10mで10秒と青信号が調整されています。渡り切れるかどうか不安に思えば、外出する意欲もなくなりますよね。

また、横断歩道には2㎝ほどの段差があります。視覚障害者が横断歩道とわかるよう設けられているものですが、この段差につまずきそうでこわい、という方も少なくありません。

坂道や横断歩道を避け、楽に歩ける平坦な道の「ルーティンコース」をつくることをおすすめします。犬の散歩コースのように、いつも同じ道を歩くのです。

音楽を聴きながら公園ウォーキング

私の家の近くに大きな公園があるのですが、1周が1㎞ぐらいなのでカウントしやすいです。

公園歩行は同じコースを歩くのがつまらない方には向きませんが、1周すると1㎞といったように、成果を実感できるほうがいい方には向いています。

音楽を聴きながら歩くと、意外と時間を忘れます。1曲、だいたい4〜5分でしょうか。**お気に入りの音楽を口ずさみながら5曲も聴けば、25分です。**

たとえば、歩幅60㎝、60歩／分ペースで歩けば、25分で1㎞は歩けます。1時間、のんびりゆっくりでも4㎞も歩いてしまいます。

好きな曲をセレクトしたり、新しいアルバムを丁寧に聴いたりするのに、せっかくだから歩くときに合わせてと、合理的かつ優雅に考えてみても楽しいと思います。

歩数を計測するのも励みになります。

スマートフォンの歩数計を使うと、勝手に記録されているのでとても楽です。もちろん、万歩計でもかまいません。

歩いた分だけご自身の行動をぜひほめてあげてください。そして、それを楽しみにしてもらえるといいと思います。

よく知った町の知らない道に入る楽しみ

歩くのがおっくうでなくなってきたら、町中の「行ったことのない」ところに足を伸ばしてみましょう。先にお伝えしたように、LSAを考えれば次第に歩く距離が伸びるのは理想的です。

無理せず、少しずつ距離が伸びれば大成功！

長く住んで、よく知っているつもりの町でも、案外歩いたことがない道はたくさんあるものです。知らなかったお店を見つけて、楽しいティータイムということになるかもしれません。1時間のんびり歩けたら、先にお示しした寝たきりは脱出、しかもあなたが75歳以上なら平均をクリアです。

もちろんそれ以外にも、公園までの行き来や普通の生活での歩数を加えたら、65歳以上の平均値もおそらくクリアするでしょう。

こうなったら、もはや歩数はあまり気にならなくなります。

第3章

血管も骨も筋肉も強くなる歩き方

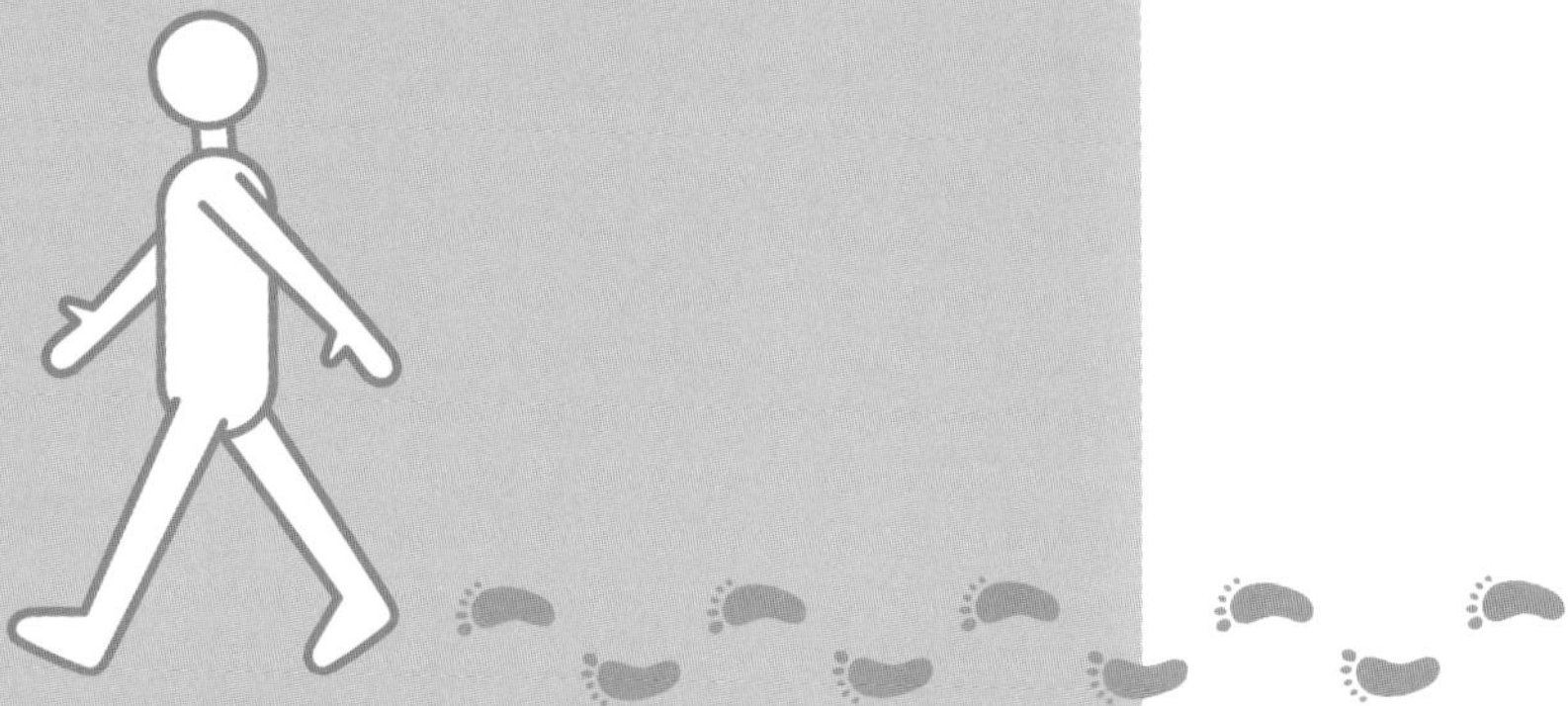

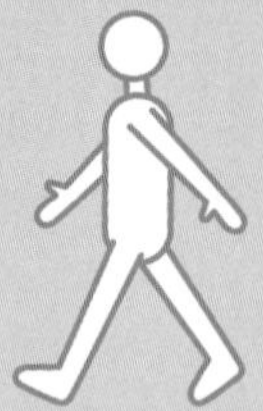

この歩き方なら、５００歩で３０００歩の効果！

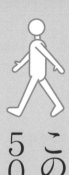

移動時間がそのままエクササイズの時間に

前章で、「大事なのは歩数より、歩きの内容」だと述べました。

カバーにも「５００歩で３０００歩の効果がある歩き方」とうたっていますが、「エクササイズになる歩き方」というものがあります。

その歩き方をすれば、ほかに特別な運動をしていなくても、運動になります。血管も骨も筋肉も、どんどん強くなります。

ポイントは、以下の４つです。

①　歩幅を1cm伸ばす
②　かかとからの接地
③　足が離れるときにつま先で体を押す
④　後ろに少し大きく手を振る

順に説明してきましょう。

歩幅を1cm伸ばす

これはすでにお話ししていますが、歩幅が広くなると、てこの原理のように、股関節を軸に足を降り出す力や、支える体幹を安定させる機能がより要求されるため、**ちょこまか歩くより確実に下肢の筋力強化の効果が高くなります。**

無理に大股にするというのではなく、たとえば公園を歩く場合、「この直線だけは少し歩幅を長くしてみる」というくらいで十分です。その後の歩行をクールダウンとしてとらえてみましょう。きっとメリハリの効いたウォーキングになると思います。

デパートなどの屋内では、床のタイルなどを目印にして、歩幅を少し広げて歩くのが効果的です。

ヒトはできるだけ安定して歩きたいので、何かものを持ったり疲れたりすると本能的に歩幅を小さくするのです。一度やってみるとわかりますが、左右の出し方も少しずつ癖がついてきたりします。

右は出しやすいけど左が少しがんばっているような感じがするとか。この場合、左足を軸にしている間は円滑なのですが、右足を軸にしているときは、体を安定させるために体重心をあまり動かさないように調整するので、左足が出にくくなっているのです。

かかとからの接地

「かかと接地」とは、**踏み出した足をかかとから着く**ことを意味します。

ヒトは疲れてくると歩幅が狭くなり、かかと接地が減ります。なぜなら、足のふりだしを少なくして足全体で接したほうがあまり大きく運動しなくてすみ、衝撃の吸収もよく、筋活動をあまり使わなくてもバランスがとれるからです。

かかと接地は、ひとつのスイッチになっていて、衝撃を吸収し、円滑に重心を前方に移動させるための必要な筋の収縮をもたらします。そして、エネルギー効率の良い歩行を実現させるのです。

つま先で地面を押す

かかとから着くのを少し意識して歩いた後は、今度はつま先で押すのを意識してみましょう。

前に押し出す上で重要な要素のひとつに、反対側の足で体を押し出す「push off」があります。走り幅跳びで最後、地面から離れる足はこの push off が重要とされます。

この push off がうまくできると、**体を前にポンと押し出してくれるようになります。**

毎回行うのは難しいので、10回とか20回押し出すなどと決めて、実践してみましょょう。

ひじを後ろに引く

年を取ると低下する機能として、「体幹の回旋」があります。

歩行は、上半身（肩甲帯）と下半身（骨盤）が逆に回旋します。この回旋が前に進む原動力になっています。

年を取ると柔軟性が低下します。また、体をひねると腰が痛んだり、人によってはバランスを崩すこともあるでしょう。筋力が落ちてくると、歩行を安定させるために体をねじれなくなるのです。

手を大きく振らなくなるのも、体を安定させるひとつの戦略と言われています。この回旋が出なくなると、速度や歩幅も小さくなることになります。

手を振ることは体の回旋を誘発し、前進する上で推進力となります。

効果的な歩き方

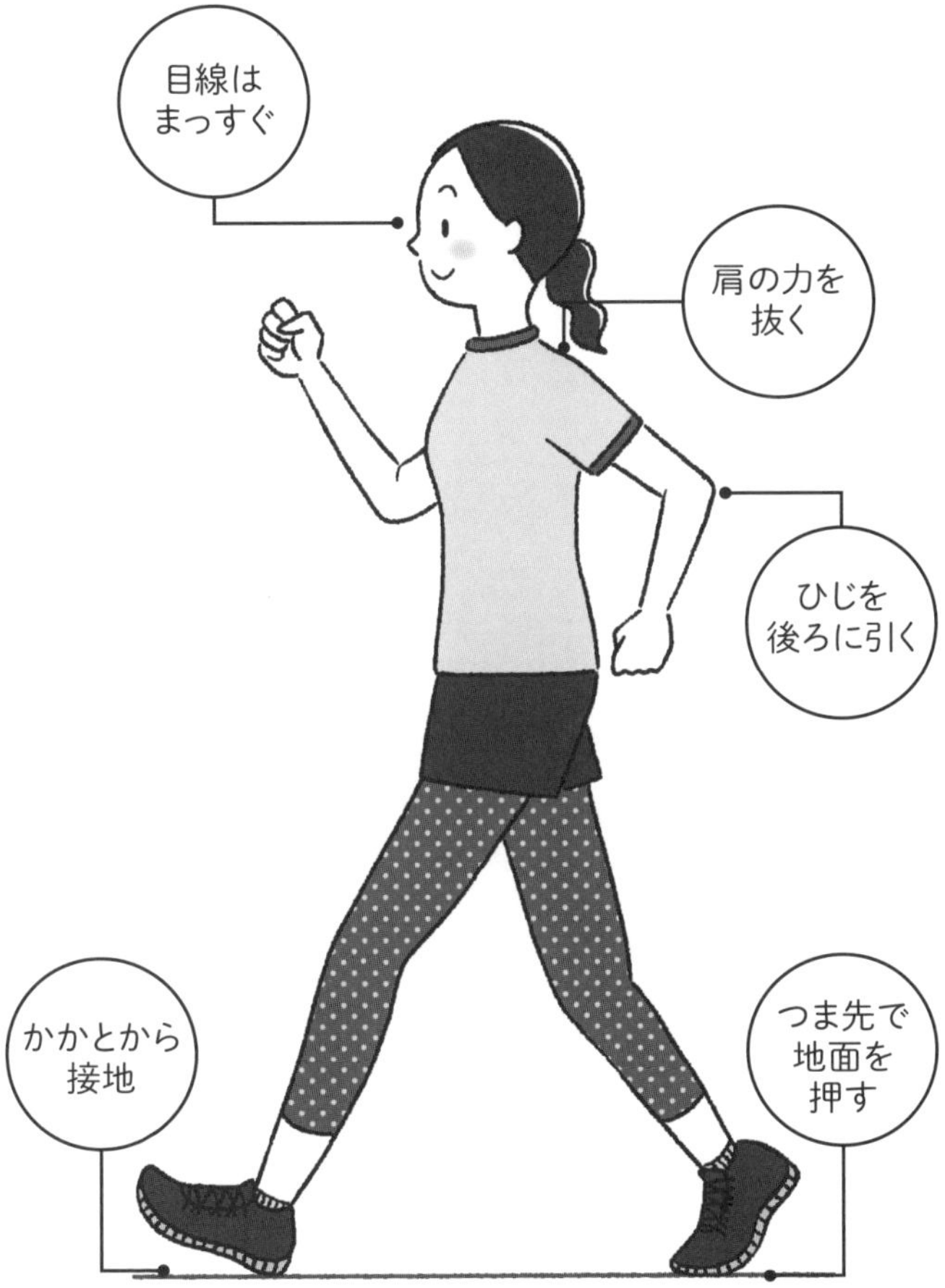
目線は
まっすぐ
肩の力を
抜く
ひじを
後ろに引く
かかとから
接地
つま先で
地面を
押す

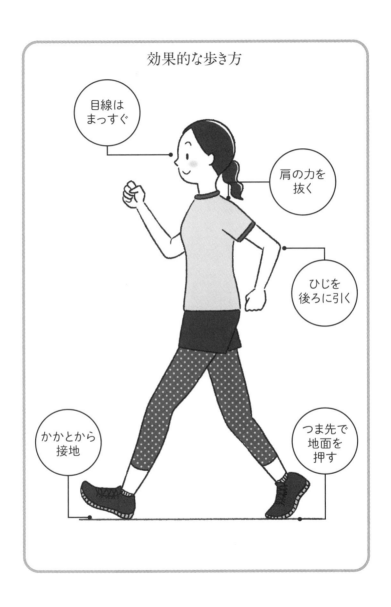

私がおすすめするのは、前に手を振るのではなく、後ろに振るのを少し強調する方法です。多くの方が手を前に振ろうとしているように感じます。

もちろん、前に振っても効果的です。しかし、後ろに振ることを少し強調するほうが、回旋はより強くなります。

ひじを少し曲げ、後ろに引いてみます。あまり後ろにいかないと思います。肩関節は30度しか後ろに曲がる角度がないためです。そのため、腕を後ろに引くことで、自然と体がひねられます。

体を回すことは少しおっくうです。回すことで視界が横に動くこともあって、体が不安定になったり、腰椎の変形などで痛みがあったりする人もいるでしょう。

痛みなどがあるときは無理せず、もしなければ少し手を後ろに振って、体を回旋するのを意識してはどうでしょう。

この歩き方を試してみると、なかなか疲れます。けれども、疲れるというのはそれだけ体に負荷がかかっている証拠。15分歩くだけでも、大きな運動となります。

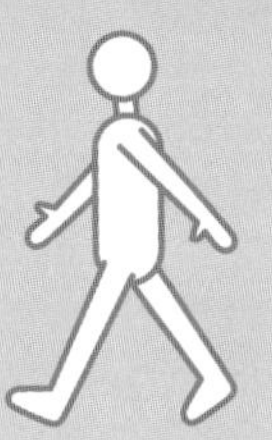

「階段」は体を鍛える大きなチャンス

昇りは心臓と肺に効く

階段は障害物です。越えなければ前に進めないのですが、歩くのが苦手な方は、坂同様に散歩コースから除外することをおすすめします。

しかし、歩く習慣が身について、もっと効率よく体を鍛えたいとなったら、あえて階段を入れることもいいと思います。

階段は、昇りの場合は心臓や肺への負荷、下りは下肢の筋の負荷がかかります。昇りは心肺機能を高め、下りは下肢の筋をより強くする負荷になるということです。

そのため、心臓にリスクがあったり、ひざの痛みを持っている方には、階段を含めることはあまりおすすめしません。

段差は最初、小さめがいいでしょう。公園の階段などは少し低めになっていることが多いです。

一般的な段差（ユニバーサルデザイン）は、16㎝前後です。段差が大きいほうが、それだけ負担は大きいと考えてください。

はじめはあまり無理をせず、階段を使ったので少し得した！くらいに考えて取り入れてみましょう。間違いなく平地だけよりは、負荷による効果があります。

下りは「ひざを伸ばす筋肉」に効く

先にも述べたように、階段を下るときはひざの筋肉（大腿四頭筋）に遠心性の負荷がかかります。

「遠心性」とは、筋肉が伸びながらも収縮する運動の意味で、イスに座るときや階段を

ゆっくり階段を降りる

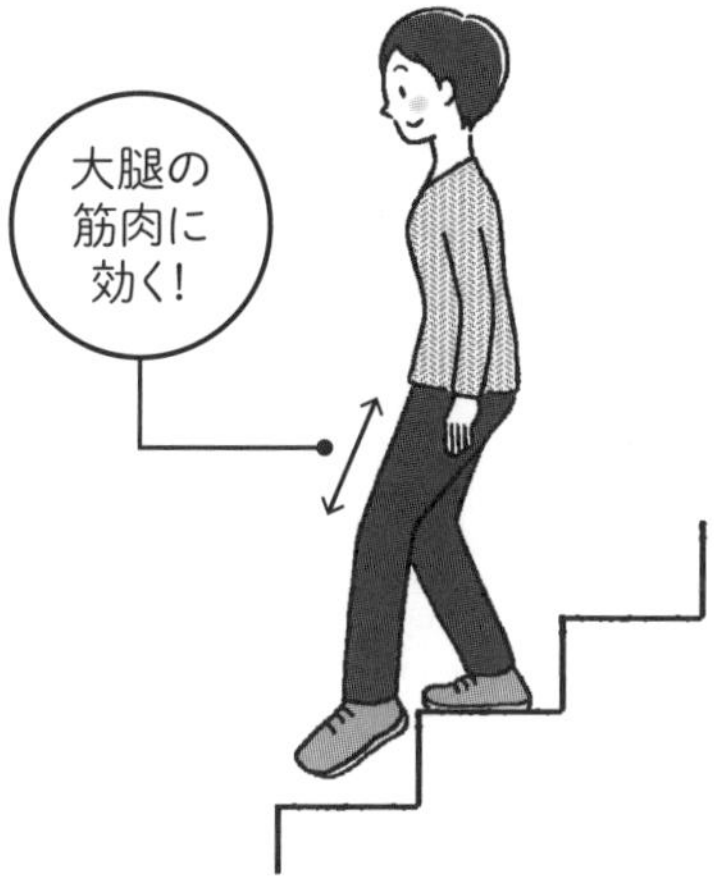

降りるとき求められます。高いところからバケツの柄にロープをつけて降ろしていくような、ストップをかける収縮をかけながら筋を伸ばす動きになります。

階段を降りるときにひざの力を抜くように、落ちるように降りるのではなく、**ゆっくり反対の足を下の段に接地するように、関節をゆっくり曲げてみましょう。**

いつも階段をぽん！ ぽん！と降りていないでしょうか。着地するときのブレーキの力は強化できますが、多くの方がひざを伸ばして「ひざロック」のように筋肉を使わないで降りている気がします。これはもったいない。

なめらかに降ろそうとしてみてください。この遠心性収縮の力がつけば、座るときのどしん！や、座るときに手でひじあてを支えなくても座れるようになります。

ひざが安定すると、体の安定は高まります。ひざの安定にはこのひざを伸ばす筋肉を鍛え、伸ばすときの力のみではなく、曲げながら、かがみながらもひざがぐらつかないような練習が効果的です。

イスに座ったり立ったりする、という練習も効果的ですが、階段を下りる場面があるなら、ひざをゆっくり曲げて降りるのを、意識してくり返してみてください。**「ひざが少し疲れている」と感じるようなら、効果が出てきているサインです。**

手すりは体重を一部免除する

手すりを使って廊下を歩いている方は、手すりを使わずに歩こう、と急いで無理しなくていいのです。

杖は立てておくと倒れますよね。つまり、杖は立っていられない道具なので、私たちが握って立ててあげているのです。杖の免荷率、つまり杖が体の体重を肩代わりしてくれる率、ですが、体重の10％から15％です。

歩きは、そもそも片足立ちを交互にくり返します。つまり、**左右ともに一瞬ですが片方の足で立っている時間が必ずある**のです。この瞬間は片足で全体重を支えていることになります。

たとえば体重60kgの方が歩いているとき、右足が浮いている間は「左足で60kg」を支え、その後右足が着いて左足が離れるまでの間は「左右の足で60kg」を支え、少しずつ左足から右足に体重が移って、今度は「右足で60kg」を支えるといった流れで、歩きが成立しています。

つまり、杖を使えば、どちらの足が痛いとか、不安なとき、6kgから9kgくらいであれば足にかかる圧を減らすことができる、ということになります。少し難しいでしょうか。

最初はたくさん手すりに頼りましょう。

片側手すりで、もう片側は壁を触るようにして歩くのでもいいです。

初めはゆっくり、じっくり自分の足に体重をかけて歩くようにすればいいのです。

最終的には、手すりから手を離せるようになるのが理想ですが、指1本、指2本ぐらいで手すりを触るくらいなら、ほとんどの体重をご自身で支えていることになります。

そういうわけで、用心のためには軽く手すりを触るのはＯＫとしましょう。

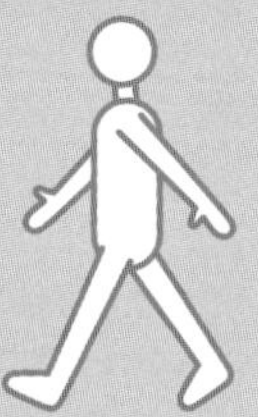

「不便」「面倒」を選ぶほど運動になる

バリアフリーの落とし穴

生活が便利になったことは、確実に生活の質を上げ、暮らしやすさを提供してくれています。

たとえばバリアフリー。上り框《かまち》がまったくなく、部屋の間にも段差がない。お風呂も仕切りがなく、すべての部屋が平らで足を引っかける場所がない。日常生活動作に低下がある方がご自宅で過ごされるには、とてもいい環境設定ですよね。

しかし、一方で見方を変えてみると、ちがったものも見えてきます。

昔の日本家屋は20㎝を超える高さの上り框があったり、階段も急だったり、部屋と部屋の間は敷居があったりと、何かとバリアが多くありました。

もちろんそのバリアがなくなったことで、自宅での生活がしやすくなったという見方もありますが、**日々くり返す段差を越える運動がなくなれば、必然的に体の機能は退化します。**

転倒を防ぐための策は、同時に運動の機会を減らす策でもあるという、もろ刃の剣となります。

もし、自宅がバリアフリーになっているようであれば、運動の機会は少し減っているとお考えください。安全と引き換えにした代償です。そして、その分はこの本にあるトレーニングを加えていただければと思います。

逆に、住まいに段差が多いのは、体を鍛えるにはとても良いのです。よく、昔の人は和式便所で毎日かがんでいたから、足腰が丈夫だったと言いますよね。部屋の掃除はお掃除ロボットがしてくれる現代ですが、掃除機もなかった昔はほうきとちりとり、雑巾で掃除をしていました。雑巾がけも非常に足腰を鍛えられる動作です。

日常動作に「不便」「面倒」があればあるほど、体が丈夫になるきっかけが多いということなのです。

お米は一度に5kgではなく2kgをこまめに

食料品・日用品のお買い物は、こまめに行かれるほうですか？　それとも「まとめ買い」をされるほうですか？

運動を考えるなら、だんぜんこまめな買い物がおすすめです。

たとえば、一度にお米を5kg買うより、あえて1kg、2kgで買うことにします。

少ない量を買うことで、買い物に行く回数を増やすのです。それだけ運動の機会が増えることになります。

お米が好きな方は、お米の風味や味が落ちないようにと、少ない量をこまめに買うと聞きます。

5kgで買ったほうが安いから、ということもあるかもしれませんが、ここは考え方です。多少割高にはなっても、運動の習慣を買って、なおかつおいしいお米を食べられると思えば、むしろお得なのではないでしょうか？　トレーニングジムに通うお金と比べたら安いものです。

その買い物も、ぜひ徒歩で行ってください。

荷物が重くなるから……という理由で、車や自転車を使いがちですが、まとめ買いせず「ちょこちょこ買い」なら、それほど重くならないでしょう。買い忘れがあったら、また買いにいけばいいのです。それだけ運動をしたことになります。

荷物はリュックに入れるのがおすすめです。 両手があいて安全ですし、体の回旋もしやすくなります。

それでも荷物が重くなるのがいやという方は、自転車を押して歩くのもいいでしょ

あえて「不便」「面倒」を選ぶ

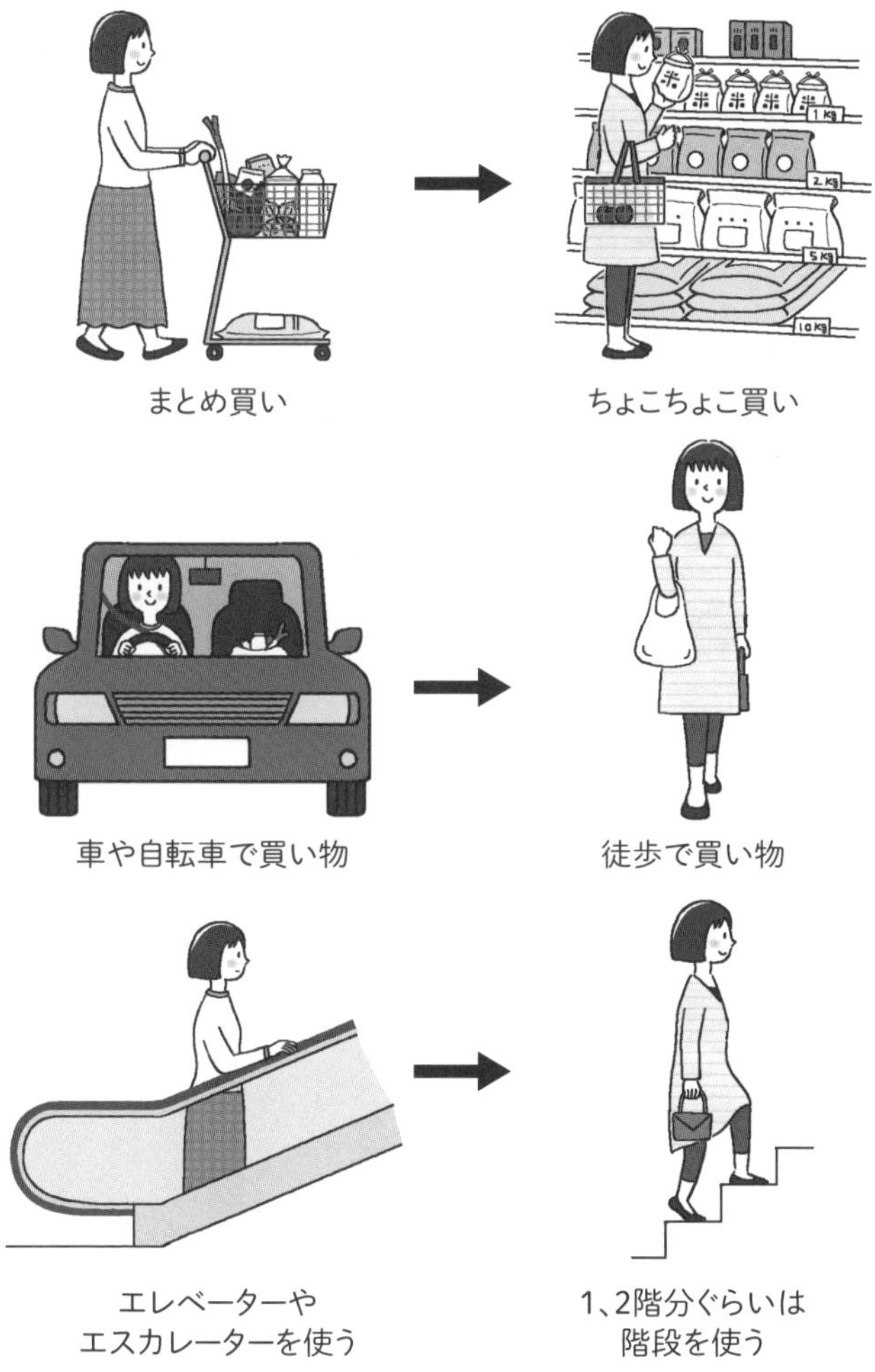
まとめ買い
ちょこちょこ買い
車や自転車で買い物
徒歩で買い物
エレベーターや
エスカレーターを使う
1、2階分ぐらいは
階段を使う

う。腕を振ることはできませんが、自転車を転倒させないようにバランスを保っているので、十分腕の筋肉は使います。

エスカレーターやエレベーターを使わない

「2Up3Down」というスローガンのようなものがありますよね。「近階への移動はできるだけ階段を使いましょう」というものです。ショッピングセンターやオフィスでもそうですが、1Up1Downでいいので、エレベーターやエスカレーターを使わない、というルールを自分の中につくると効果が期待できます。

先にも書きましたが、昇りは心肺に負荷がかかり、息が上がります。一方、降りは下肢の筋肉に負荷がかかるだけで、息は上がりません。しかし、筋肉を鍛えるにはもってこいの運動です。

上に上がるときはともかく、下りから取り入れてみてはどうでしょう。

シューズ1足、ウェア1枚の力

今時のウォーキングシューズはとても性能がいい

現在シューズは本当にたくさん出ています。年を取るとスニーカーを履かなくなりますよね。でも、ウォーキングをするならひとつ購入してみるのはいいと思います。色もたくさんありますし、履き心地も普段履いている靴よりも、きっと楽に感じるものがあると思います。

市販のウォーキングシューズは、歩くために本当によくつくられています。

足に異常がない方は、自分に合ったウォーキングシューズをぜひ選んでみてください。

どんなシューズがいい？

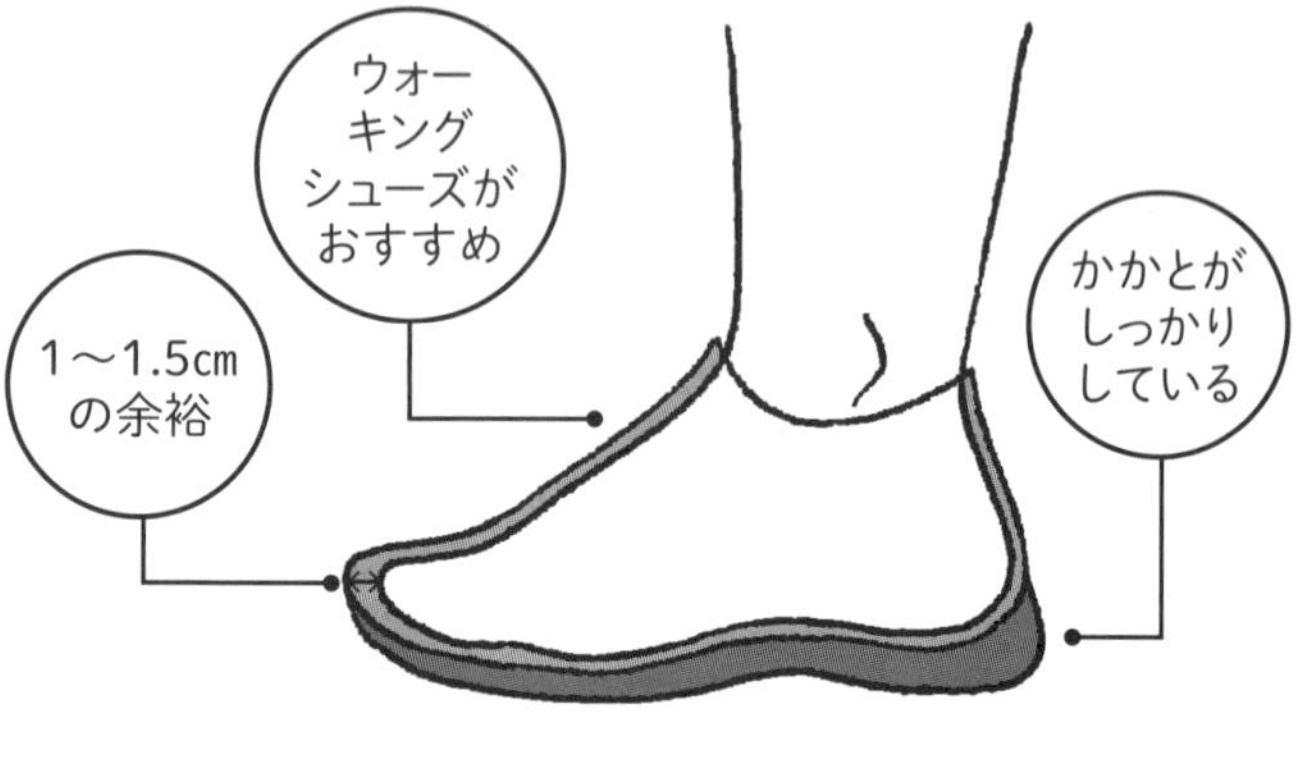

靴で気にしたほうがいいのは、サイズもそうですが幅です。

ｗｉｄｔｈ（ウィズ）と言われるものが靴選びの尺度として推奨されています。日本人の足は幅が広めとも言われており、さらには靴メーカーによってばらつきもあることが知られています。

これからたくさん歩こう！という方は、足に負担がかかるので、できるだけ体に合う靴を選択することが望ましいでしょう。

靴のサイズは、歩いていて足の指先がちゃんと曲がる大きさであることが重要です。**かかとで合わせたとき、つま先に1～**

1・5㎝の余裕があればちょうどいいサイズです。

1歩1歩使うことを考えれば、それほど高いものではないかもしれませんね。外反母趾や内反母趾、扁平足など気になる点があれば、これを機会に専門家に相談してみましょう。

ウェアもそうです。少し鮮やかなものを買うのもおすすめです。たとえばゴルフに行かれる方は知っていると思いますが、ゴルフウェアは本当に鮮やかで、かっこいいですよね。色合いから少し若くなりますし、心も弾むと思います。

遠慮なく、好きな道具を選んでみてはどうでしょう。子どもの頃に傘を買った翌日は、なんだか明日雨が降らないかという気持ちになった経験ありますよね。きっと若さがアップすると思いますよ。

こんなふうに「形」から入ることで、歩くのを日々の楽しみにできるのではないかと思います。

水分は必ず携帯して

水分はこまめにとりましょう。血管の中にある水分が抜けるのが、排尿と汗です。暑い夏は、尿の量より汗で出ていく量が多くなりますから、トイレに行く回数が少なくなります。

汗をかくのは、体の体温を下げるために皮膚に水をまき散らすから。水分の分解のときに熱を奪う作用を利用して、体温を下げようという、体に備わった機能なのです。いわゆる夏場の水まきと同じです。**汗をかくと血管の中の水分が少なくなるので、どうしてもどろどろ血になりやすく、心筋梗塞や脳梗塞といった病気も起こりやすくなります。**

のどが渇いたときはもう遅い、それくらいに思って定期的に水を口に含みましょう。

余談ですが、水には利尿作用があります。水を飲めば尿として出す作用が、体にはあるのです。

ちなみにカフェインにはカフェイン利尿、アルコールにはアルコリック利尿という作用があり、それらは水利尿より高い利尿作用があります。

お酒を飲まれる方は水をたくさん飲んでほしいというのは、その利尿作用で奪われた水分をしっかり補給してくださいという意味です。

小さ目の水筒、ペットボトルでもいいと思います。水をしっかり携帯して、こまめに水分補給をしてください。

「ひざが痛くて歩きたくない」はサポーターで解決

ひざはもともと不安定で負担がかかる場所

ひざの痛みがある方、足首に痛みがあったり不安があったりする方、市販のサポーターで使い心地の良いものであれば、歩行のときにお使いになっていいと思います。

「今日はあまり痛くないなぁ」というときは外すといいでしょう。

サポーターの作用は、固定力を足す効果です。

「固定力」とは何か、ですが、そもそも、ひざは関節といっても、「ゴムのような筋肉」と「ヒモのような靭帯」、これに関節包という袋などで、「陰圧」に保ちながら、安定化を図っています。

陰圧。それは自転車のタイヤのように浮いているものです。

つまり、みなさんがイメージするような**しっかりした関節ではない**のです。

若いうちは、三段跳びのように片足で踏み切っても、少しくらい高さのあるところから飛び降りても、なんてことない、強い筋肉や柔軟性のある靭帯などで守られます。

しかし、年齢を重ねていくうちに、ひざに負担が累積されていきます。

「ひざに爆弾」と言うように、ひざを一度ねじったりひねったりして損傷すると、その後の人生でもいつ痛くなるかという不安を抱える方も多くいます。

それくらい不安定な上に、激しいストレスがかかる場所なのです。

ひざは地面と体の間で、関節を曲げたり伸ばしたりという微妙な調整をしながら、クッションやサスペンションの役目を果たし、摩擦を起こさないようにしています。筋肉の力で関節を微妙に曲げ伸ばしすることで、ストレスを吸収しているのです。

固定力を足すと痛みが出ない

そして、「経年劣化」。どうしてもしょうがない、年をかさねれば弱くなる筋肉。

しかし、体重はどうでしょう。

案外成人してから変わらないか、それよりむしろ増えている方も多いですよね。

筋力は落ちるのに体重が増える。体を支えられなくなって、ひざ折れをしたくないときに選択される方法が、「ひざを伸ばしてロックする」なのです。


ひざにはロック機能というものがあります。体育などでよくやった「休めの姿勢」のときの、軸にしている足のほうです。「カチッ」と伸びきったところで固定されるようになります。このロック機能は、とても強い安定性があります。

しかし、筋肉はあまり使っていません。

使わないので、靭帯や半月板に強くストレスがかかることがあります。関節に痛みが生じるようになったときには、すでに筋肉が弱くなっていて、ロックを外せないようになっているのです。

サポーターをつけることで、この弱った筋肉を補う力になります。少しきつめのもの、ゆるいもの、それに合った力、曲がらないようにする力が足されるので、ひざをロックせずに歩くという、理想的な歩き方に近づくことができます。

サポーターは、もちろん痛くなってからしても効果がありますが、**痛みが出ないようにするにも効果的**です。

野球選手などが怪我から復帰した後も、サポーターをしていたりしますよね。たとえ治っていたとしても、急に強い力がかかると再び負傷するおそれがあるからです。サポーターで少し固定する力を足してあげるのです。とくに体重が重いなぁと感じる方や、最大の筋力が弱いなぁと感じるあなた。おすすめです。

サポーターは市販のものでOK

サポーターをすると筋肉が落ちる？　そんなことはありません。圧迫して、筋肉にス

膝用サポーター

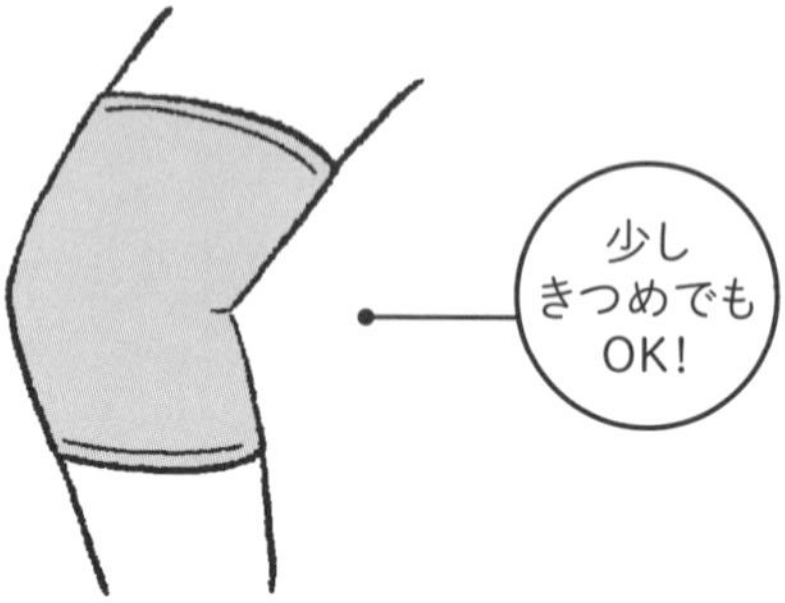

立ち座りに影響がないよう、試し履きがおすすめ!

トレスをかけるので少し収縮しやすくなりますから、大丈夫です。

むしろ、**サポーターをして痛みがないのであれば、そのほうが運動しやすくなるので、確実に筋力強化にもつながります。**

痛みがあり、サポーターをしたら痛くない方は、運動量を適切に設定してください。痛みのない範囲で、少しずつで。

サポーターをして運動し、少しずつ筋力が上がるのを待って、次第に歩く距離が増えるのを実感できると思います。

それでもサポーターを外す必要はありません。安心感があればぜひ使い続けましょう。もちろん、痛みの不安がなければ使わ

郵　便　は　が　き

（切手をお貼り下さい）

170-0013

（受取人）

東京都豊島区東池袋 3-9-7
東池袋織本ビル 4F
㈱すばる舎　行

この度は、本書をお買い上げいただきまして誠にありがとうございました。お手数ですが、今後の出版の参考のために各項目にご記入のうえ、弊社までご返送ください。

お名前	男・女	才
ご住所		
ご職業	E-mail	
今後、新刊に関する情報、新企画へのアンケート、セミナー等のご案内を郵送またはＥメールでお送りさせていただいてもよろしいでしょうか？ □はい　□いいえ		

ご返送いただいた方の中から抽選で毎月３名様に
3,000円分の図書カードをプレゼントさせていただきます。

当選の発表はプレゼントの発送をもって代えさせていただきます。
※ご記入いただいた個人情報はプレゼントの発送以外に利用することはありません。
※本書へのご意見・ご感想に関しては、匿名にて広告等の文面に掲載させていただくことがございます。

◎タイトル：

◎書店名（ネット書店名）：

◎本書へのご意見・ご感想をお聞かせください。

ご協力ありがとうございました。

なくても大丈夫です。

「ひざが痛くて歩きたくない」といって、歩かなくなり、筋力が落ちてますます歩けなくなる……という方は少なくありません。この悪循環を脱するためにも、ぜひサポーターを使ってみてください。

サポーターは市販のもので全然かまいません。最近は見本が置いてある店も多く見られます。ポイントは、一度履いてみることです。

きつめに感じるのであれば、しっかり固定してくれるので、体重をかけて痛みがある方には有利です。

一方で、少し曲げにくくなるので、立ち座りに影響が出ないか、ぜひ確認してみてください。

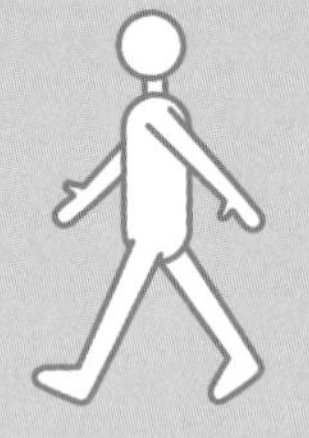

ふらつきは杖が助けてくれる

杖は主に3種類

子どもの頃にあった、こんなクイズを覚えていますか？

〜はじめは4本足、その後2本足で、最後は3本足のものなぁーに〜

正解は、「人」でしたよね。はじめは4本足、これはよちよち歩きの赤ちゃんを想像させるもの、その後の2本足は人の歩きですよね。そして、最後の3本足というのが「杖」をついた老人をさしていました。このように、杖は老人をイメージさせるので、多くの方が杖に対してあまりいいイメージを持っていないと思います。

このイメージを払拭させたのが、最近時々目にする**トレッキング用の登山杖**です。

ふつうの杖と異なる点は、スキーのストックを持つように握ることと、握り手の位置が胸やお腹の前あたりにくることです。両手で持つことが多いこの杖は、ウォーキングをイメージさせるので、抵抗が少ないかもしれません。


これに対していわゆる「杖」は、握り手がTの形やLの形になっているため、**T字杖**とかL字杖などと呼ばれています。

医療用というわけではありませんが、医療ではまさに「転ばぬ先の杖」としての使用を推奨していますので、トレッキングの杖より少し体の機能を補うことが目的となっています。

体重の10%から15%程度を免除してくれます。

足をつくとひざや腰が痛いという方が、体重や力のかかり方を自己調整するときに便利なので、よく使われています。医療の世界でも、両手でつくことがあります。

杖の種類

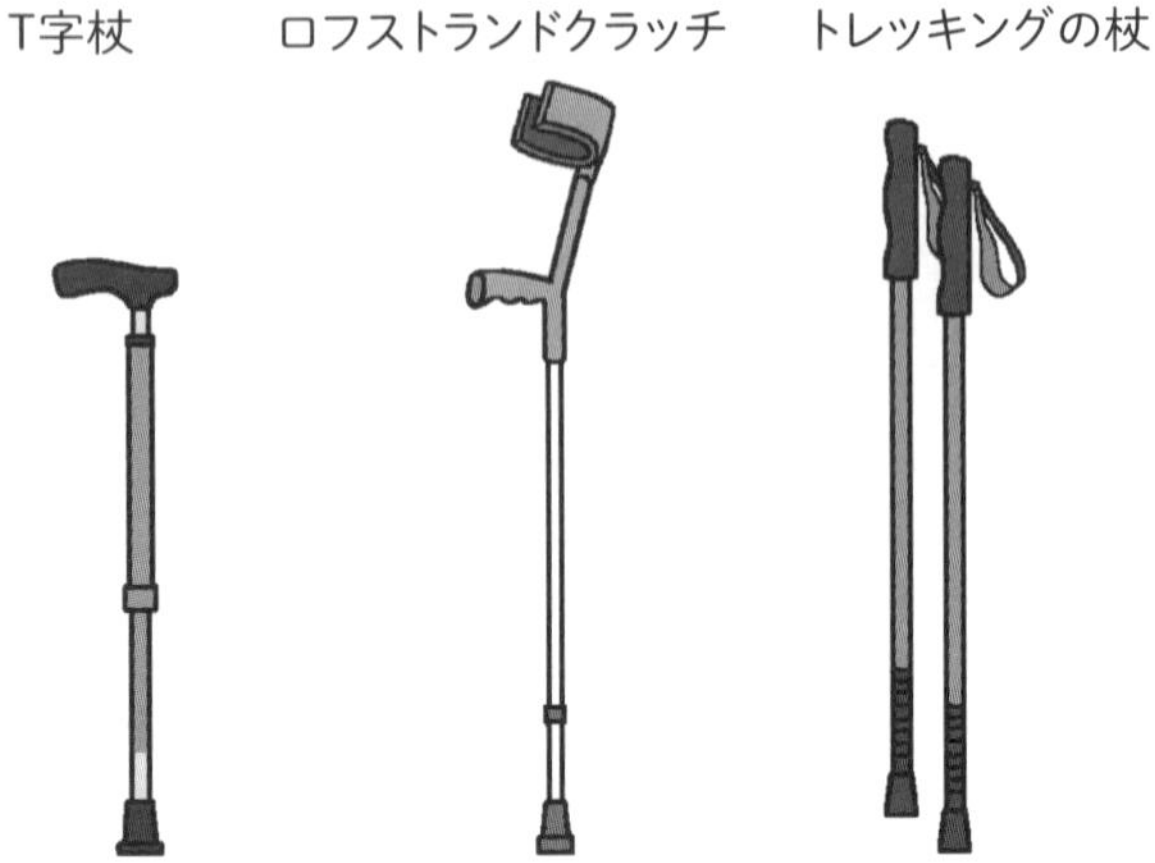

そして、松葉杖のような「クラッチ」です。

クラッチは正式な分類上、杖とは異なります。杖は手と床の2点で体を支えるのに対して、クラッチはこれに脇の下のあたりや前腕などで、支えをもう1点つくるものです。

「3点固定」の原理をご存知だと思いますが、2点ではグラグラしてしまうのに対して、あと1点加えた3点にすると安定するという理屈です。

小・中学生のときにやったことがあると思いますが、「逆立ち」ではグラグラして立てないので「3点倒立」という頭を加えた倒立をしたのを思い出していただければ、おわかりになると思います。

3点で固定すると、不安定さは解消できます。

もちろん、3点にかかる力を丁寧に分散させる必要がありますが、T字杖では10％程度であった免荷率が、50％前後にまで高まります。

体重をかけると痛いのか、歩いているときに痛いのか、どのあたりがどのタイミングで痛いのかなど、専門的知識による判断があるほうがいいので、クラッチの利用についてはリハビリテーション科医師もしくは理学療法士にご確認ください。

転倒の恐怖があるうちは使い続けて

トレッキング用の杖は、おそらく体の疲労や一定のピッチで登ったり歩いたりするのを助ける役目がメインで、体重を支える機能はあまりないと思います。

2本持つことで、足だけで支えているのに対して4つ足になりますから、初めに書いたようなクイズにある「はじめは4本足」のハイハイに近い安定感になります。

これに対して、T字杖は1本で、2本足で歩くよりも、支える面積を少し広くして助けるだけです。

支える面を広くして4本にするか、体重を少し支えてくれて、安定して歩ける1本の杖にするかは、ふらつきや痛みなどに応じて変えていいと思います。

体を鍛えるということで言えば、杖はつかないに越したことはありません。ただ、転倒の恐怖があるなら、杖を外すことはあまりおすすめしません。

逆に考えていくと、**杖を外すためには体の安定性があり、体の痛みがない状態である必要があります。**そのためには、筋力トレーニングやバランストレーニングをして、水準を少し高める必要があるでしょう。

歩いているうちに安定する場合もあります。

「ふらつくか」、「痛いか」といった主観を目安にされるといいでしょう。

病院では、転倒する危険性があるかないか、14項目の具体的な試験をして測っています。心配があるときは、リハビリテーション科の医師、あるいは理学療法士にご相談ください。

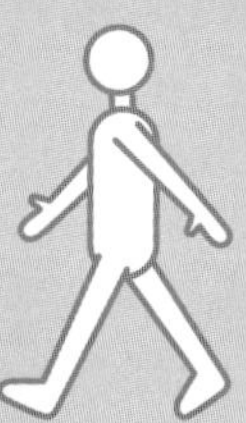

シルバーカーも大いに使って積極的に外出を

座れたり荷物を入れられたり便利

シルバーカーは最近しっかり市民権を得て、広く使われている印象があります。

シルバーカーは、車輪がついているので、軽く押すだけで前に進みます。歩行を助ける、歩行を補助してくれる道具の進化系と言えるでしょう。

おまけにいつでも座れるような座面があったり、その座面の下には買った物が入れられるキャリースペースになっていたりするなど、生活の導線、外出や買い物を想定したものが多く販売されています。

買った物、重たいお米や野菜を手に持って移動するのは大変ですからね。晴れた日であればキャリーバック代わりになるので、積極的に使って買い物に行ってもらいたいです。

シルバーカーは両手で押すので、腕を振って歩くのと比べたら、当然運動効果は低くなります。

しかし、転倒などがこわくて外出がおっくうになるくらいなら、シルバーカーを大いに使い、外出してほしいと思います。

安定性は杖より上

シルバーカーを使う対象は、少し腰が曲がっているなど、転倒の心配がある方です。

腰が曲がる、つまり「円背《えんぱい》」という姿勢は、高齢者に多い特徴的な姿勢です。どうして円背になるのかといいますと、ひとつは脊椎の変形です。

もうひとつは頭の重さを支えられなくなり、頭が前に下がったぶん、お尻を後ろに出して平衡を取っている場合です。

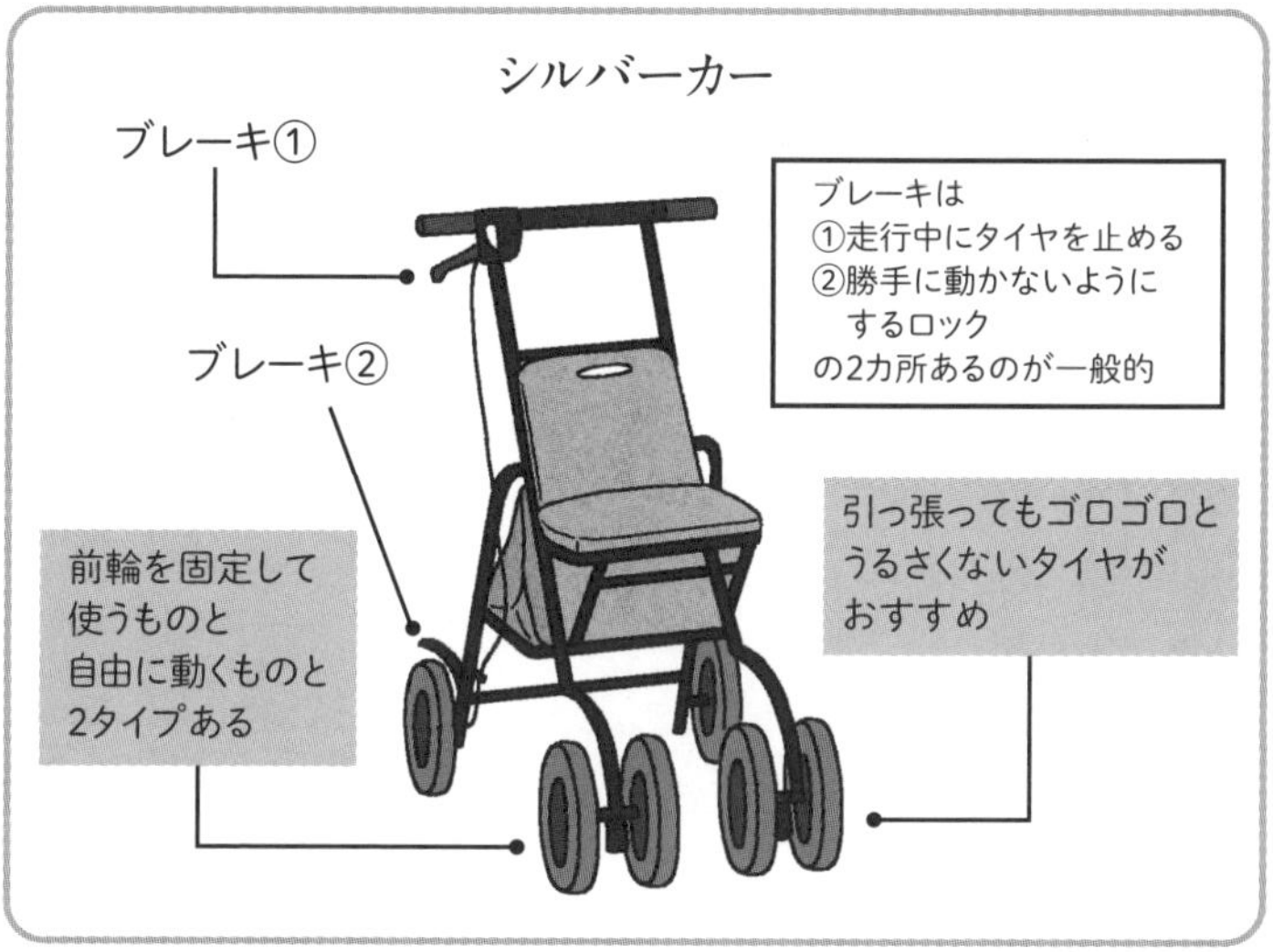
シルバーカー
ブレーキ①
ブレーキ②
ブレーキは
①走行中にタイヤを止める
②勝手に動かないように
するロック
の2カ所あるのが一般的
引っ張ってもゴロゴロと
うるさくないタイヤが
おすすめ
前輪を固定して
使うものと
自由に動くものと
2タイプある

いずれにしても、円背になっているのであれば、すぐにシルバーカーの卒業を考えず、効率的な買い物やお出かけアイテムにお使いになったほうがいいでしょう。

歩き方もマイペースでいいですよ。ブレーキやストッパーがついたものもありますが、逆にそれが使いにくい方もいます。

「手すりを使いたい」「シルバーカーは楽」、このように感じる場合は積極的に手すりやシルバーカーを使うべきです。

病院でリハビリテーション医療をした後、ご退院された方からよく聞くのが、「病院は平らだし、周囲も患者と思ってくれるので良かったけど、いざ外に出ると道は案外凸凹しているし、人がたくさんいてこわい」ということです。

シルバーカーは、周りに気にしてもらうためにも、いいアイテムだと考えてください。

もちろん杖でもそのようなアピールにはなりますが、無理して杖を使って、グラグラしていることに不安を持つより、いつでも休めるシルバーカーは外出には優れています。

自宅の中では、杖や手すりを有効に使って移動されるといいでしょう。

家では歩行バランスを取り戻す練習

バランス、とは安定を表す言葉です。練習によって鍛えられることが実証されています。大事なのはくり返し行い、少しずつでいいので自宅で練習することです。

たとえば、両足で立っていられても片足で立てない方は、手すりなどしっかりしたものにつかまって**片足で立てるようにする練習**が効果的です。

厚生労働省では、**80歳台で片足立ち30秒**という平均値を出しています。杖を使っている方の中には1秒、2秒とわずかしか片足立ちができない方が少なくありません。

また、歩きながらの練習では、これも廊下の手すりなどを使って**横歩き**がおすすめです。前に歩くのとはちがい、横に足を出す練習は、不意にバランスを崩したときに足を横に出すいい練習になるでしょう。そのための筋活動も高めますし、何より足を横に出すことなど減ってきている年代ですから、とてもいい刺激になります。

タンデム歩行（継ぎ足歩行とも言う）という方法も有効です。

綱渡りのように、片方のつま先の前にかかとを置いて、そのくり返し。1本の綱の上を安定して歩くようにする練習です。わざと少し狭く歩くことで、体の安定化機能を最大限引き出します。手すりを使ったりしながら、転倒に配慮して行ってください。

シルバーカー卒業も可能

シルバーカーを卒業したいと思っている方は、やはり適切な運動をすることで、少し先を見て上達することを狙いましょう。

先にも書きましたが、そもそもシルバーカーを使う方は円背になっている方や、立ったり歩いたりするとバランスが悪い方が多いです。

背中が曲がるのは、脊椎をまっすぐに支える「脊柱起立筋群」という背骨の周りにあって、まっすぐな姿勢を保つ筋が弱くなってきているためです。

もちろん、全身が弱くなっているのもありますが、頭の重さを支えるのが難しくなってくるのです。ですから姿勢を保つ練習をすると、背中が伸びていきます。

水中は浮力が働いて重さをあまり感じない環境です。これに水圧がかかって適度に全身の筋への負担がかかりますし、水の抵抗をうまく利用して歩くだけでも、相当の筋力を使うことができます。転ぶ心配もない環境ですので、水中での歩行はおすすめできます。

水中歩行については、次項からくわしく説明していきます。

歩行バランスを取り戻す練習

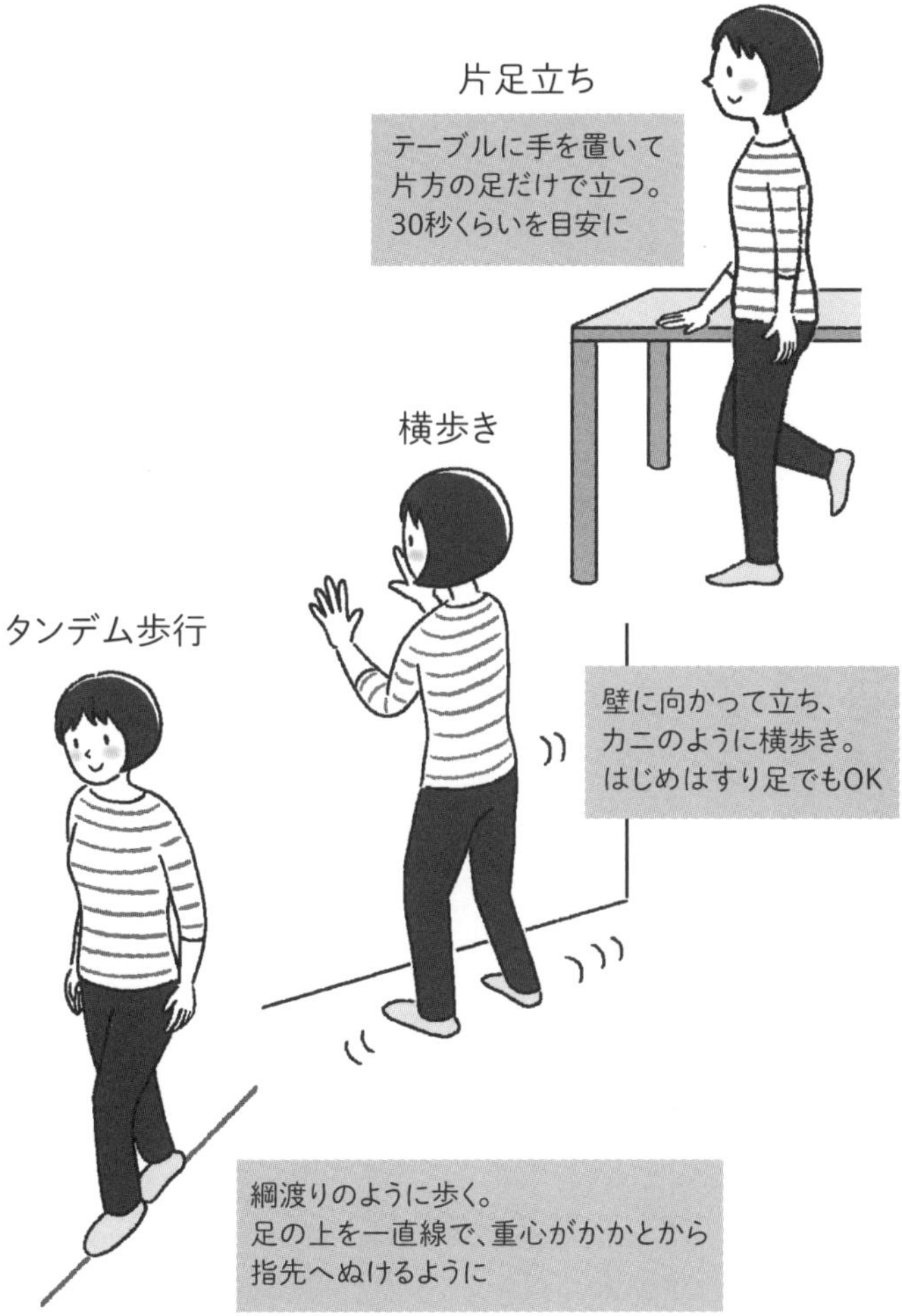
片足立ち
テーブルに手を置いて
片方の足だけで立つ。
30秒くらいを目安に
横歩き
壁に向かって立ち、
カニのように横歩き。
はじめはすり足でもOK
タンデム歩行
綱渡りのように歩く。
足の上を一直線で、重心がかかとから
指先へぬけるように

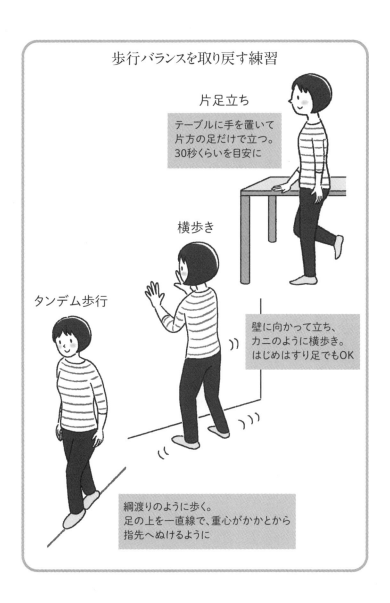

水中ウォーキングは絶対おすすめ

泳がなくても歩くだけで全身運動

水泳、といってもプールに行くことから考えてみましょう。

泳ぐことが必ず！ではありません。

水中を歩くだけでも、地上を歩くよりはるかに高い効果が期待できるので、安心してください。

市民プールなどでは、水中歩行専用のコースが設けられています。高齢者だけでなく、若い方もよく歩いています。

水着に着替えること、プールまで出向くことなどは少しおっくうでしょうが、それを

水中のメリット

浮力

関節にかかる負担が減り、
重たい足も簡単に
持ち上げられる

水圧

血管が刺激され、
血流が良くなる。
心肺機能が活性化する

水温

水温は体温より低く、
体温を上げるため
エネルギー代謝が活発に

抵抗

水の粘性により、
陸上と同じ動きでも
運動強度が上がる

も上回るだけの効果をご紹介します。

まず、**水の抵抗を受けて歩くので、前に進むだけでもふくらはぎや体幹の筋を使い、水をかき分けるように歩けば胸元や上肢の筋を使います。**空気中より抵抗が強く、効率がいい運動になります。もちろん、泳いでもいいです。

泳ぐほうがより全身運動になります。沈まないように、前に進むために、息をするために、あらゆる動きをして水面でバチャバチャする、これは何にも勝る全身運動です。

おぼれないように、どうぞバチャバチャしてください。無理にクロールや平泳ぎをしないでも、ビート板を使って足をバタバタするだけで、下肢から体幹の筋を使うことができます。

浮力とは、アルキメデスの原理によって説明される、水面に向かって作用する力です。つまり水に浮くことです。

この浮力は関節にかかる負担を減らし、重たい足も簡単に持ち上げることができるようになります。

平地のように、足を上げたせいで後ろに転んでしまう、ということもありません。その上、浮力の影響で関節にかかる圧が少なくなります。股関節やひざ関節に痛みがある方や、腰にも痛みがある方は、水中であれば痛くないことが多いです。

浮力で楽に足が上がり、水圧で血流アップ

水の中にいると水圧が発生します。

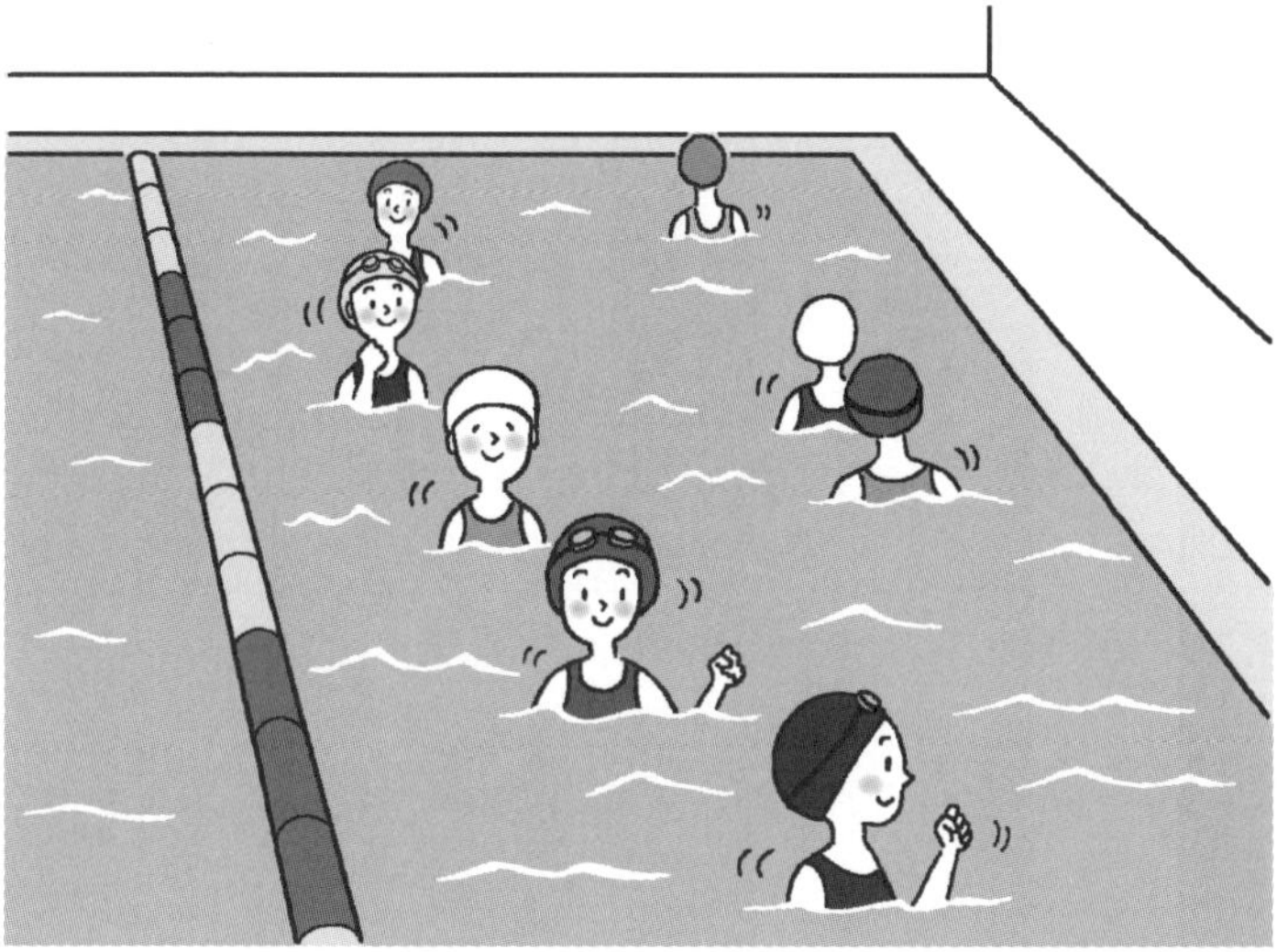

この水圧は深さによって変わります。**水の中に入っていれば、四方から均等にかかるので、体中の筋肉や血管に刺激がかかった状態になり、血流が促されて循環が良くなるのです。**

しかし、水圧により、心臓にいく血液量が多くなり、陸上より心拍数が10％ほど減ります。

また、肺は水圧で少し小さくなるので、その分呼吸が促され、呼吸機能も良くなります。心臓に持病をお持ちの方は、水中での運動をする前に医師に相談してくださいね。

水中歩行はけっこう疲れます。1時間でも十分です。夏場は汗をかいても水中なので、気にならない点もおすすめです。思ったより長く歩けますから、とても効率的です。頻度も週に1〜2回程度行えれば十分です。しっかり準備体操をして歩きましょう。

まっすぐ歩くのを2往復して休憩、そのくり返しでもいいです。

少し余裕が出てきたら、応用させた歩行として、横歩き、足を少し持ち上げた歩き、大股の歩きなどを取り入れてみてください。水中では浮力が働き、**少しオーバーな動きをしても転ばないので、体の回旋などもしやすい**ですよ。

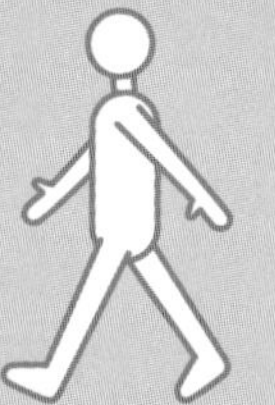

関節の「可動域」を広げる簡単ストレッチ

関節可動域が狭いと「異常歩行」に？

本章の最後に、「ストレッチ」についてご紹介します。

ストレッチとは、準備体操、整理体操、ラジオ体操などにも取り入れられている運動の要素です。

運動に負荷をかけると、筋が収縮します。筋収縮とは筋が短くなることです。それに対して、ストレッチは「引き伸ばす」ことであり、逆の意味になります。

筋を最大に伸張した後は、収縮にとってもっとも力が出しやすい環境となります。 そのため、伸張するストレッチを多く含んだ準備体操を、運動前に行うことが推奨されるのです。
ストレッチをすることで、効果的な歩き方にさらに効果がプラスされるのです。

ストレッチにより、「関節可動域」を広げることが重要です。 目安になるのは、人の持つ標準的な関節可動域の最大値です。

たとえば、ひじを伸ばして前ならえの格好から、頭の上まで手を上げる運動を「肩関節屈曲」といいます。これは180度が標準とされています。手を頭の上まで持ち上げた状態ですね。

もうひとつが、ある動作を行うために必要な関節可動域です。

たとえば歩く際には、膝関節の曲げ伸ばしが0度から85度程度必要です。それに及ばなければ足をぶん回したり、体を傾けるといった「代償動作」（トリックモーション）という動きが出て、異常歩行として注意が必要です。

もし関節の可動性が少し短くなってきていると感じられるようであれば、筋を引き伸ばすストレッチを行ってから歩行することをおすすめします。

体の標準関節可動域の例

部位	動作	角度	
肩	腕を上に上げる	180°	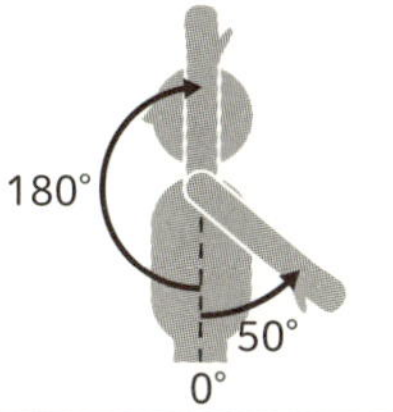
	腕を後方に上げる	50°	
首	前に倒す	60°	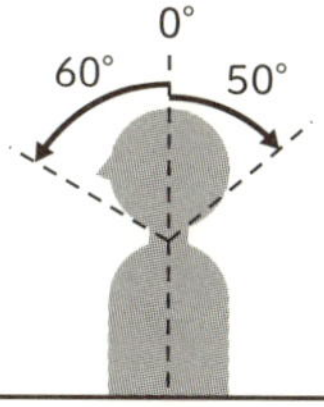
	後ろに倒す	50°	
	横に倒す	左右ともに50°	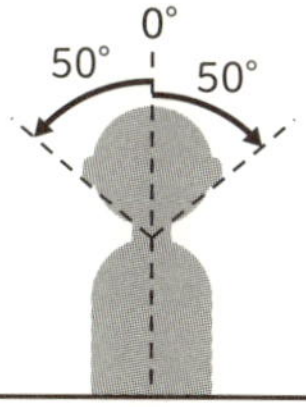
胸	座って腰を固定した状態で上半身をひねる	左右ともに40°	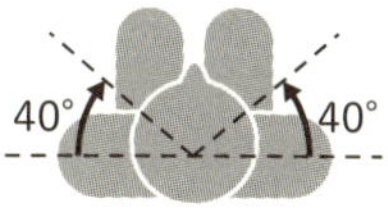

出典　日本整形外科学会・日本リハビリテーション医学会（1995年）資料
「関節可動域表示ならびに測定法」を改変

肩のストレッチ

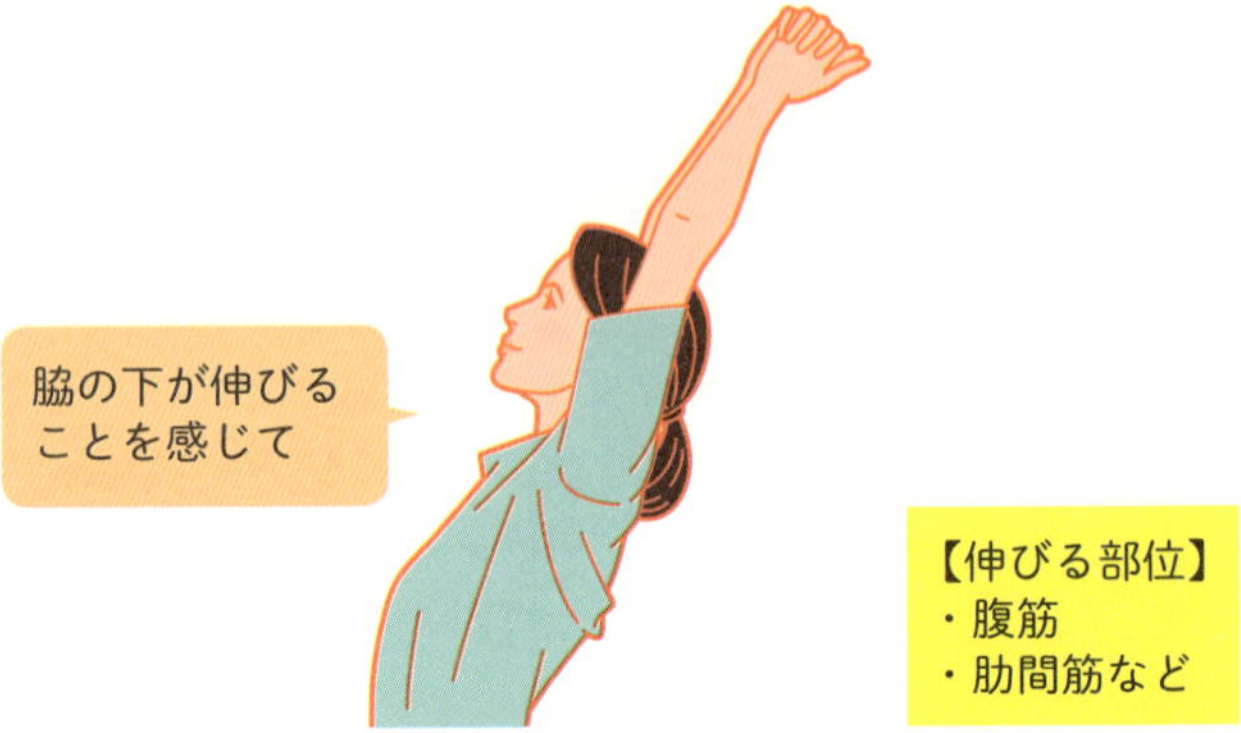
脇の下が伸びる
ことを感じて
【伸びる部位】
・腹筋
・肋間筋など

手を組んで後ろに倒す。胸を張るようなイメージ。目線はやや上に

【伸びる部位】
・大胸筋
・肩甲骨周辺など
胸を張る
手はお祈り
の形

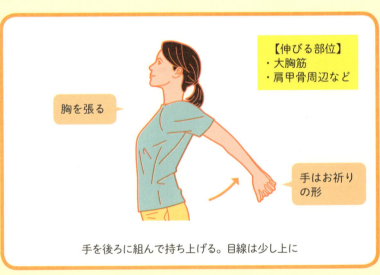

手を後ろに組んで持ち上げる。目線は少し上に

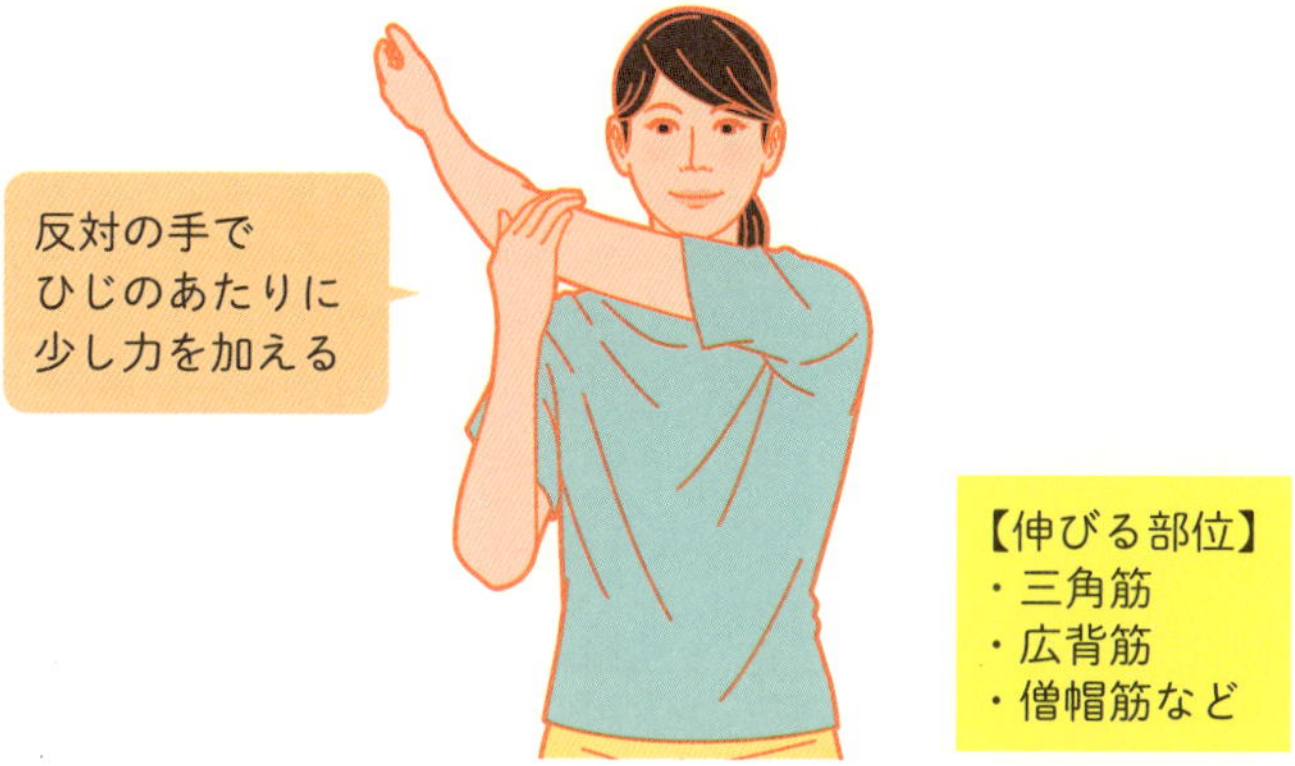
反対の手で
ひじのあたりに
少し力を加える
【伸びる部位】
・三角筋
・広背筋
・僧帽筋など

一方の腕をもう一方の腕で引き寄せる。手前に引くように力を加える

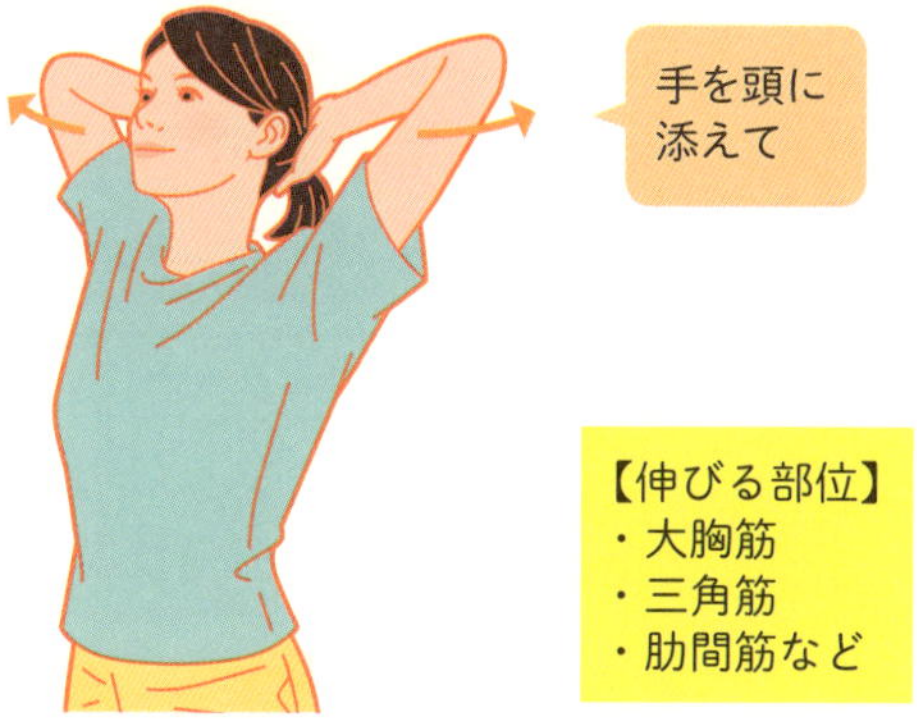
手を頭に
添えて
【伸びる部位】
・大胸筋
・三角筋
・肋間筋など

頭の後ろで手を組み、胸を張るようにひじを後ろに引いていく

体幹のストレッチ

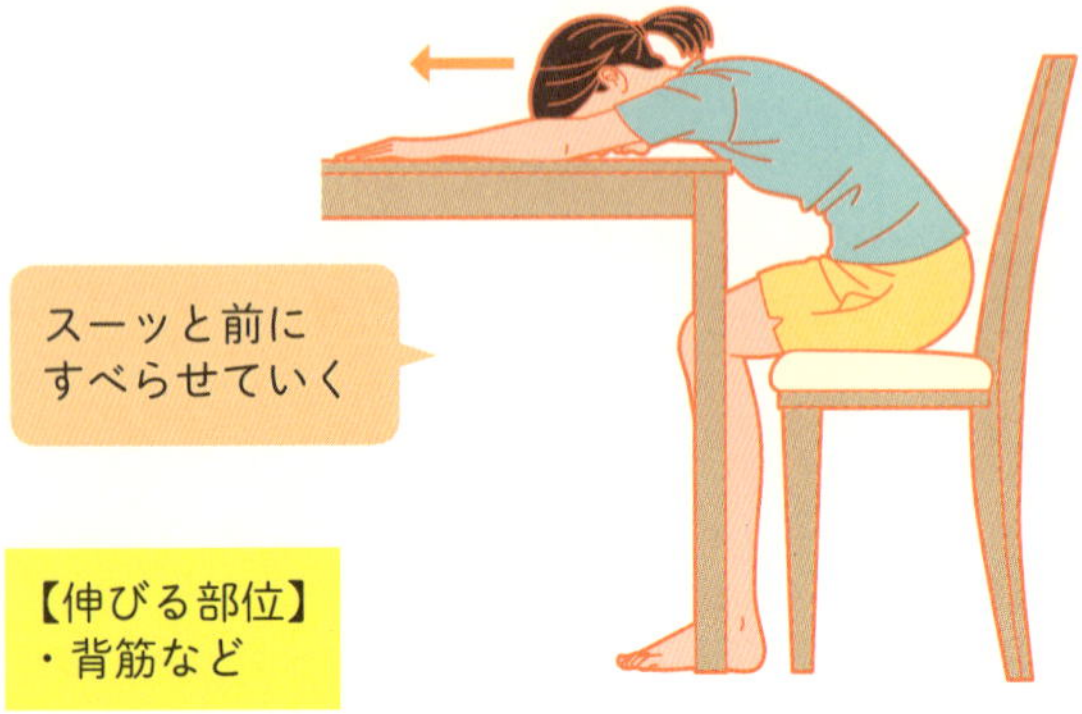
スーッと前に
すべらせていく
【伸びる部位】
・背筋など

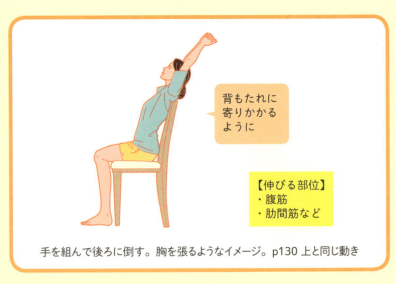

イスに座って机に手を置く。前方に手をすべらせ、上半身を倒す

背もたれに
寄りかかる
ように
【伸びる部位】
・腹筋
・肋間筋など

手を組んで後ろに倒す。胸を張るようなイメージ。p130 上と同じ動き

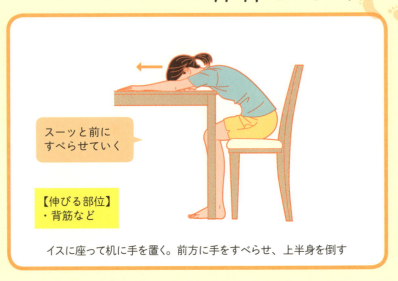

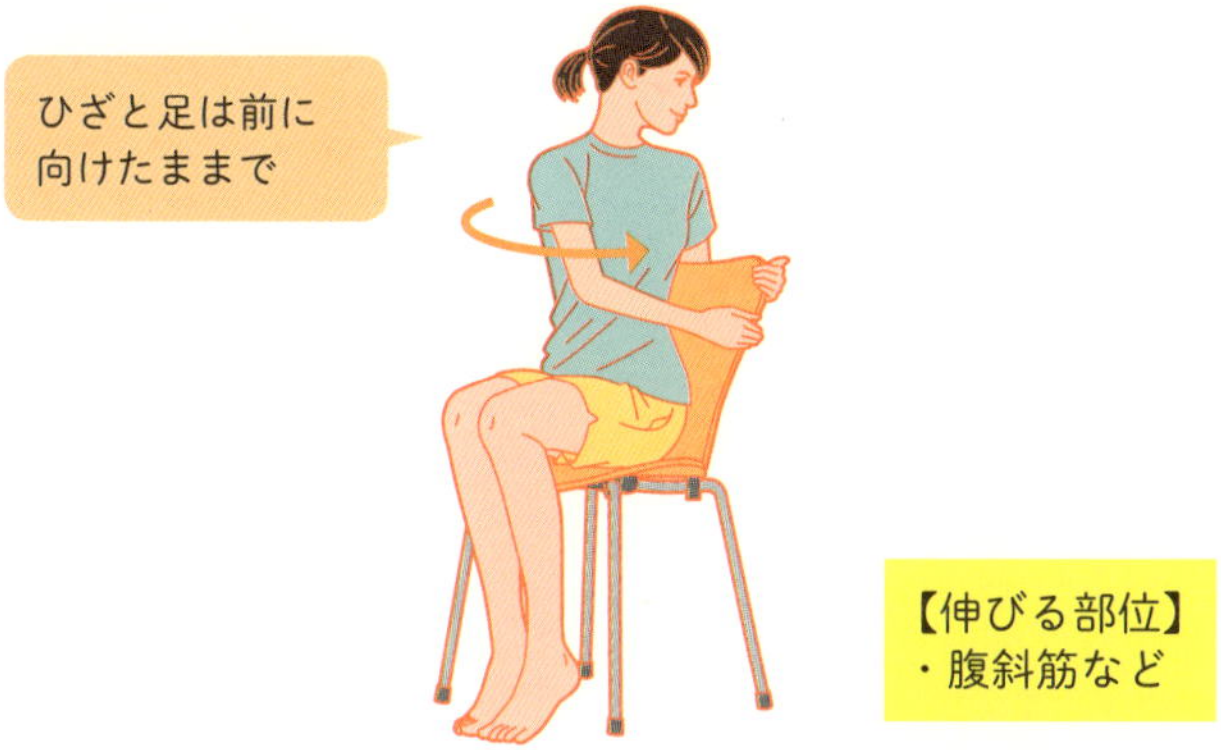
ひざと足は前に
向けたままで
【伸びる部位】
・腹斜筋など

イスの背もたれを少し引っ張るように後ろを向く

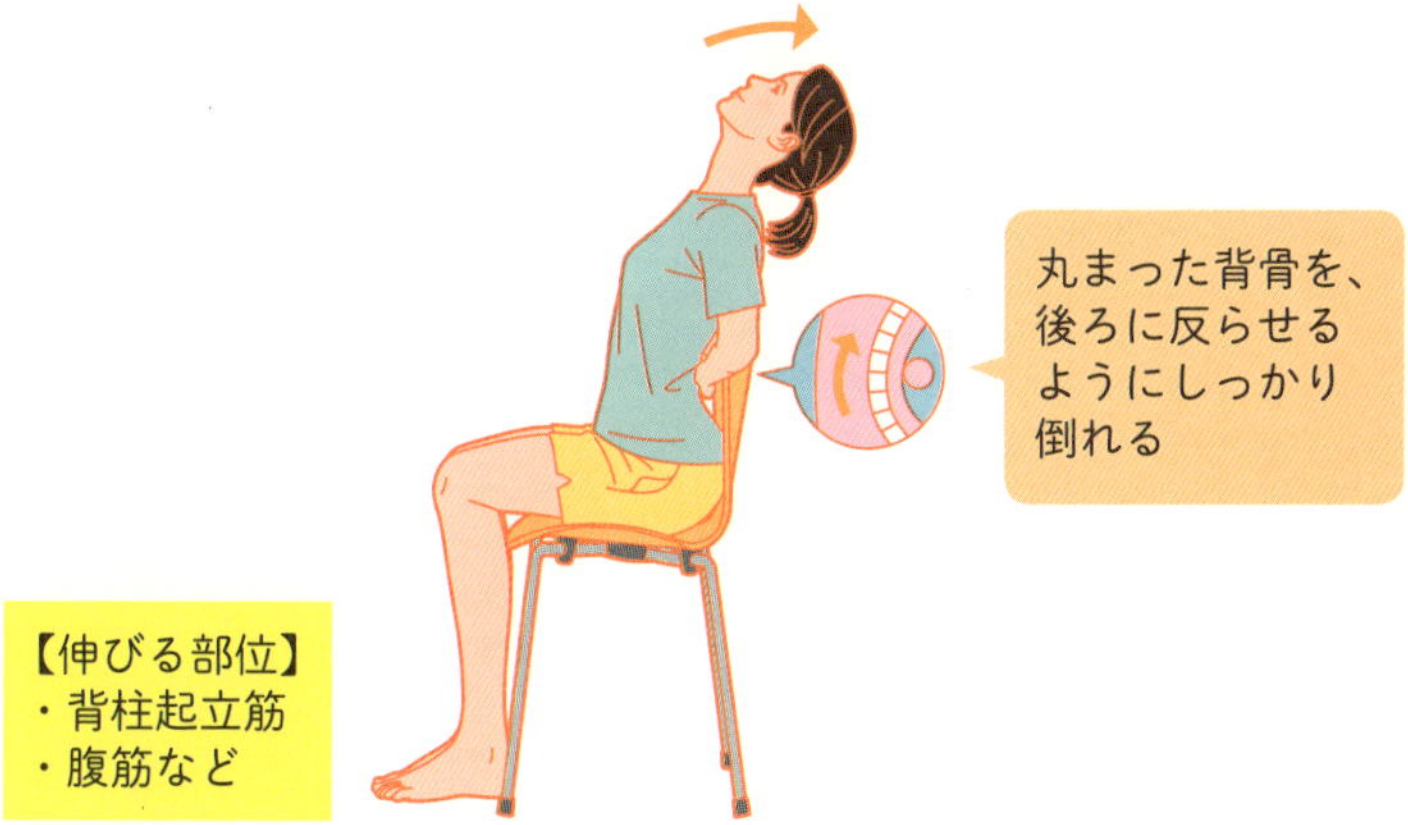
丸まった背骨を、
後ろに反らせる
ようにしっかり
倒れる
【伸びる部位】
・背柱起立筋
・腹筋など

腰に手を入れて、背もたれに寄りかかる

太ももものストレッチ

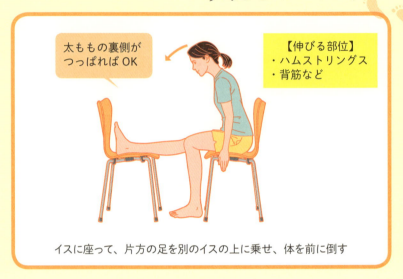

太ももの裏側が
つっぱればOK

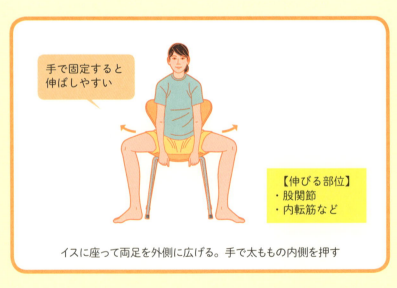

【伸びる部位】
・ハムストリングス
・背筋など

イスに座って、片方の足を別のイスの上に乗せ、体を前に倒す

手で固定すると
伸ばしやすい

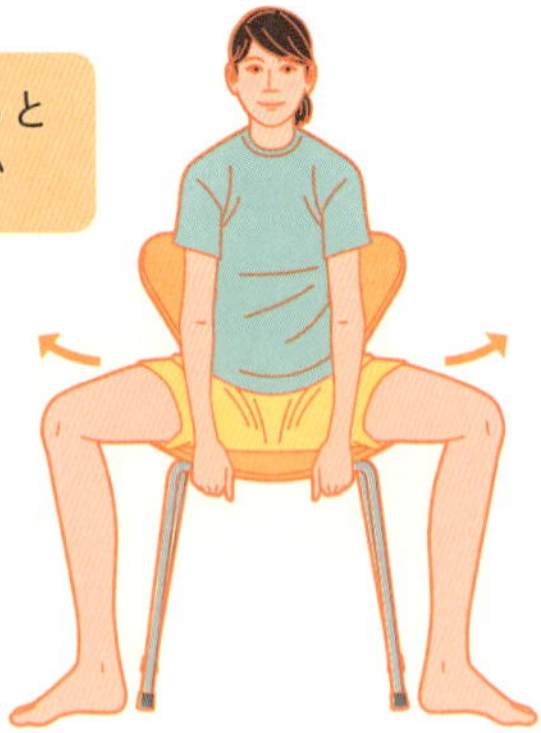

【伸びる部位】
・股関節
・内転筋など

イスに座って両足を外側に広げる。手で太ももの内側を押す

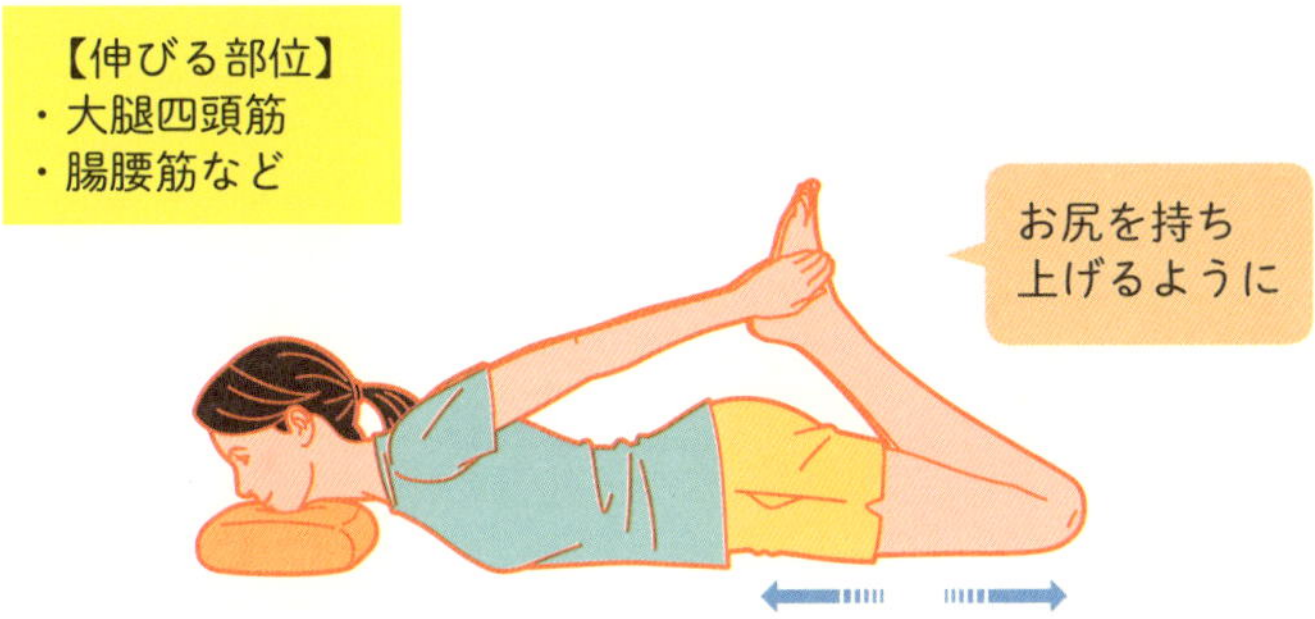

両手で足首を持って、お尻につけるように引き寄せる

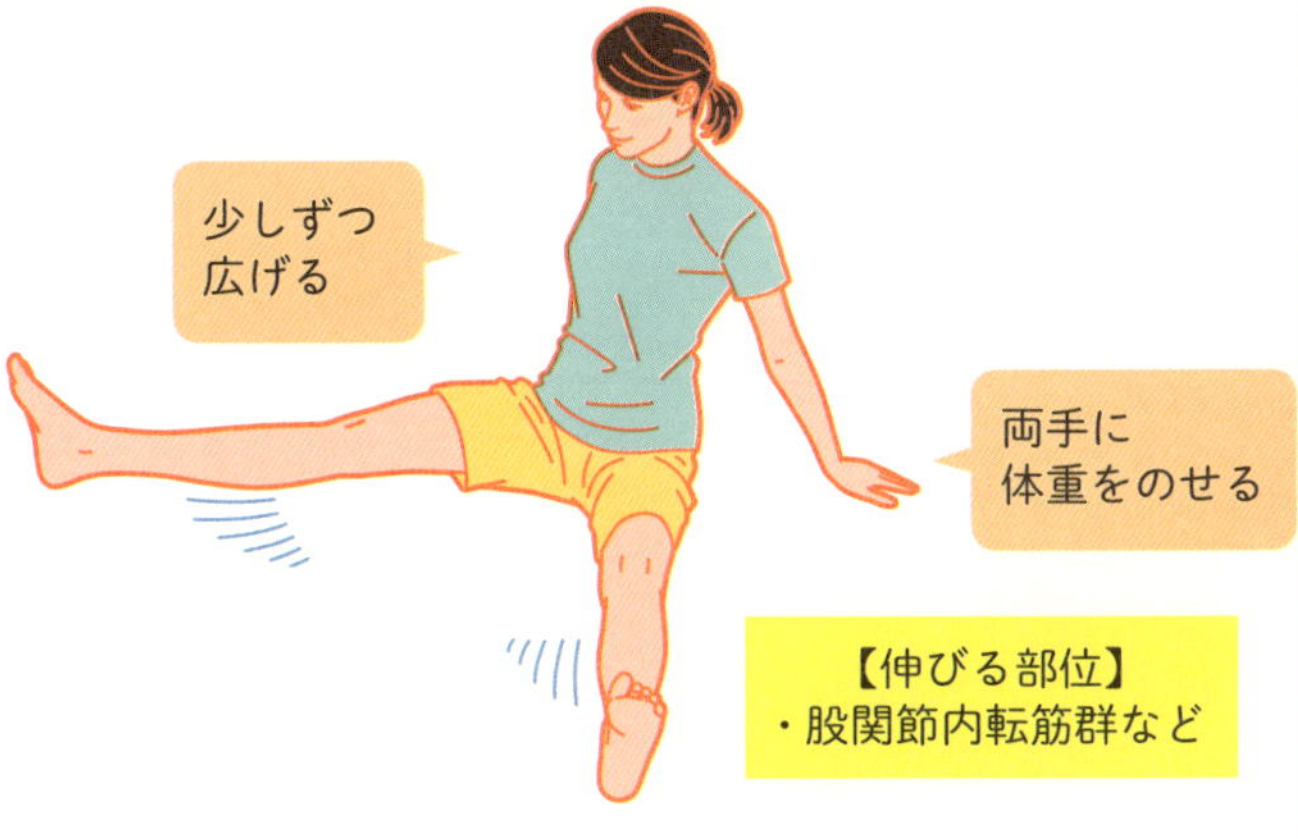
少しずつ
広げる
両手に
体重をのせる
【伸びる部位】
・股関節内転筋群など

床に座り、ひざを伸ばしたまま足を広げる

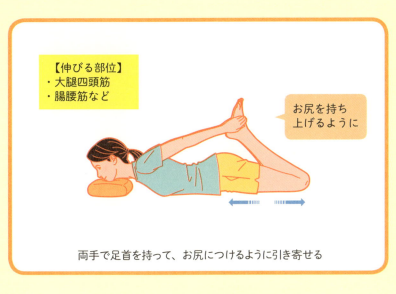

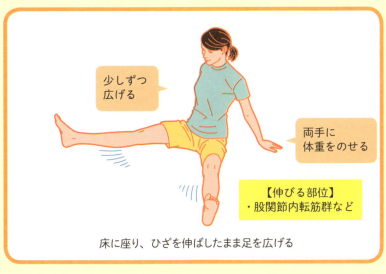

首のストレッチ

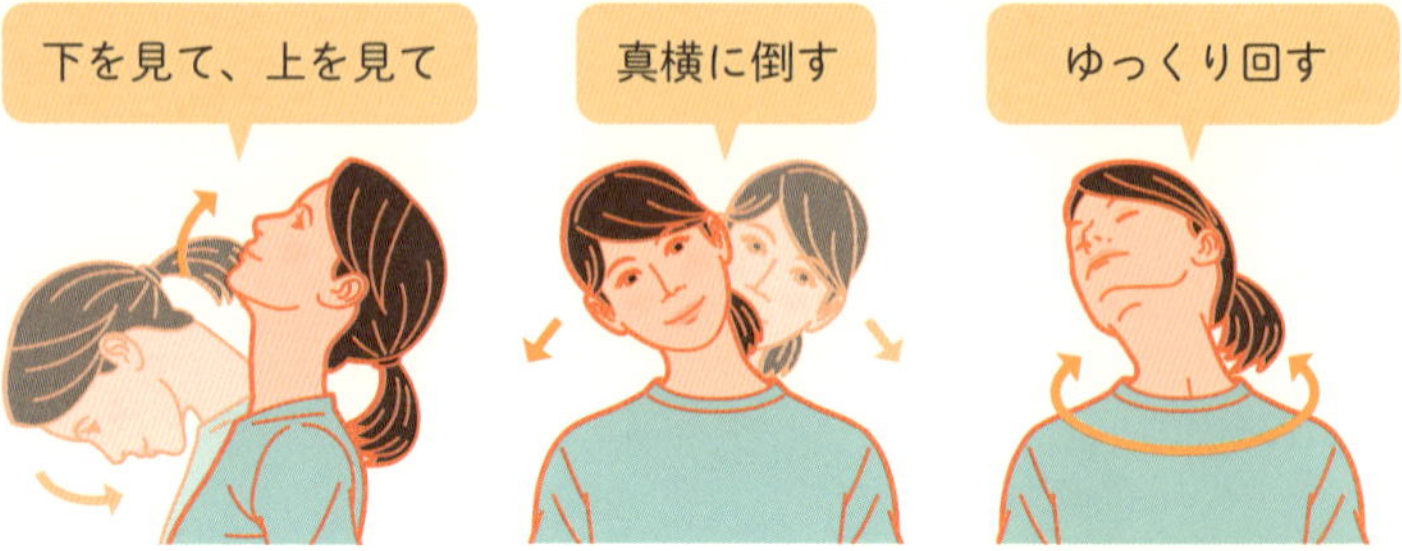

下を見て、上を見て
真横に倒す
ゆっくり回す

【伸びる部位】
・首の周りの筋肉など

前後に頭を倒す。左右、横に倒す。頭を1回転させる

ふくらはぎのストレッチ

【伸びる部位】
・下腿三頭筋など

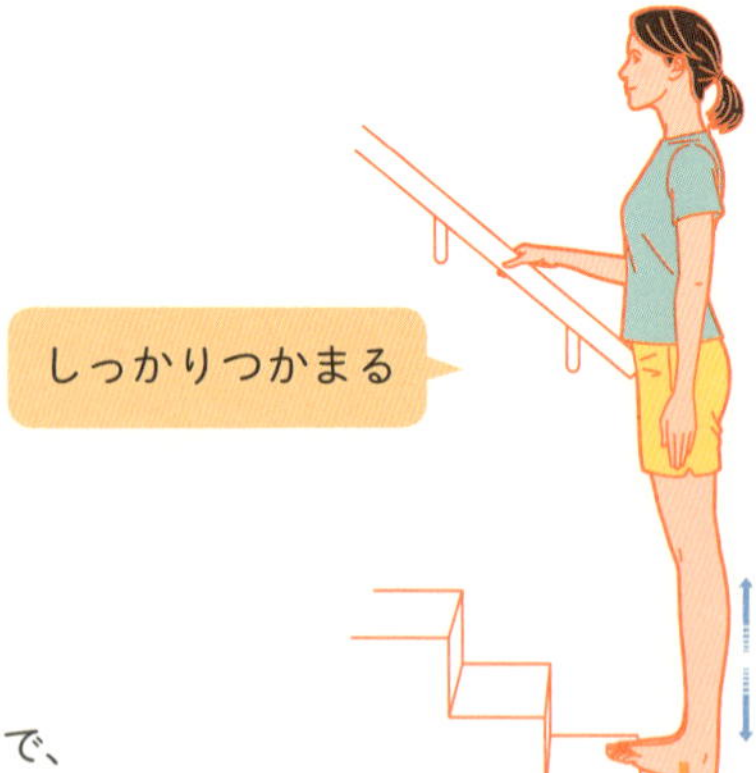

しっかりつかまる

階段などの段差のあるところで、
つま先のみで立つ。
重力で自然にストレッチできる

第4章

ずっと元気に歩ける体をつくる

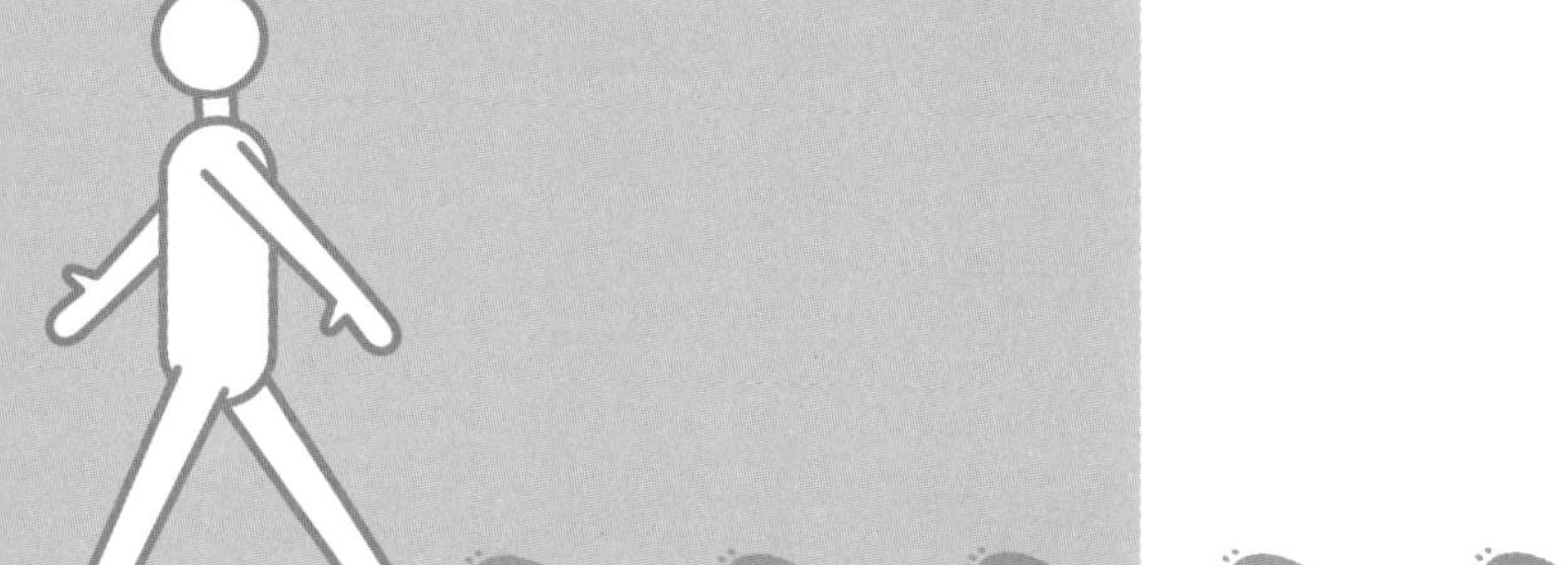

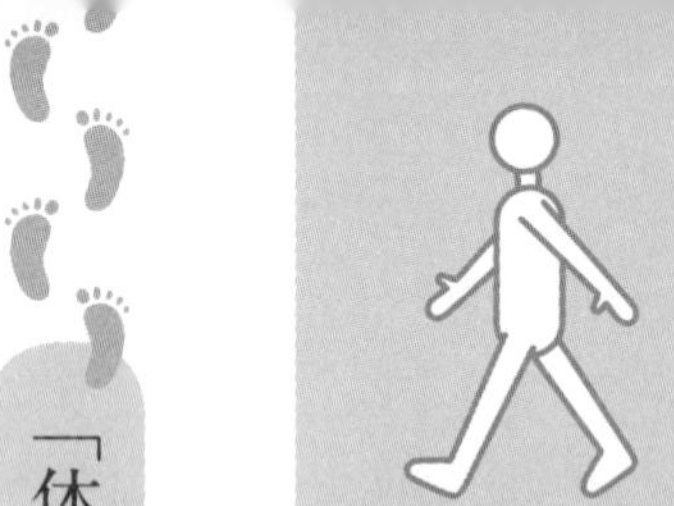

「歩く」のが定着したら、「プチ筋トレ」習慣を

「体を支える筋肉」を衰えさせない！

ここまでで、「歩く」ことがしっかり生活に定着したら、プラスアルファの筋トレをぜひとも取り入れていただければと思います。

筋トレといっても、大変なものではありません。生活に必須の筋肉が衰えないようにする運動です。

筋肉ムキムキの人でなくても、私たちの体は筋肉によって支えられています。**腕で物を持つのも、筋肉が働いてくれるからできるのです。**

年を取ると、そうした「体を支える筋肉」が衰え、今まで普通にできたことができな

加齢による筋肉量(背筋)の衰え

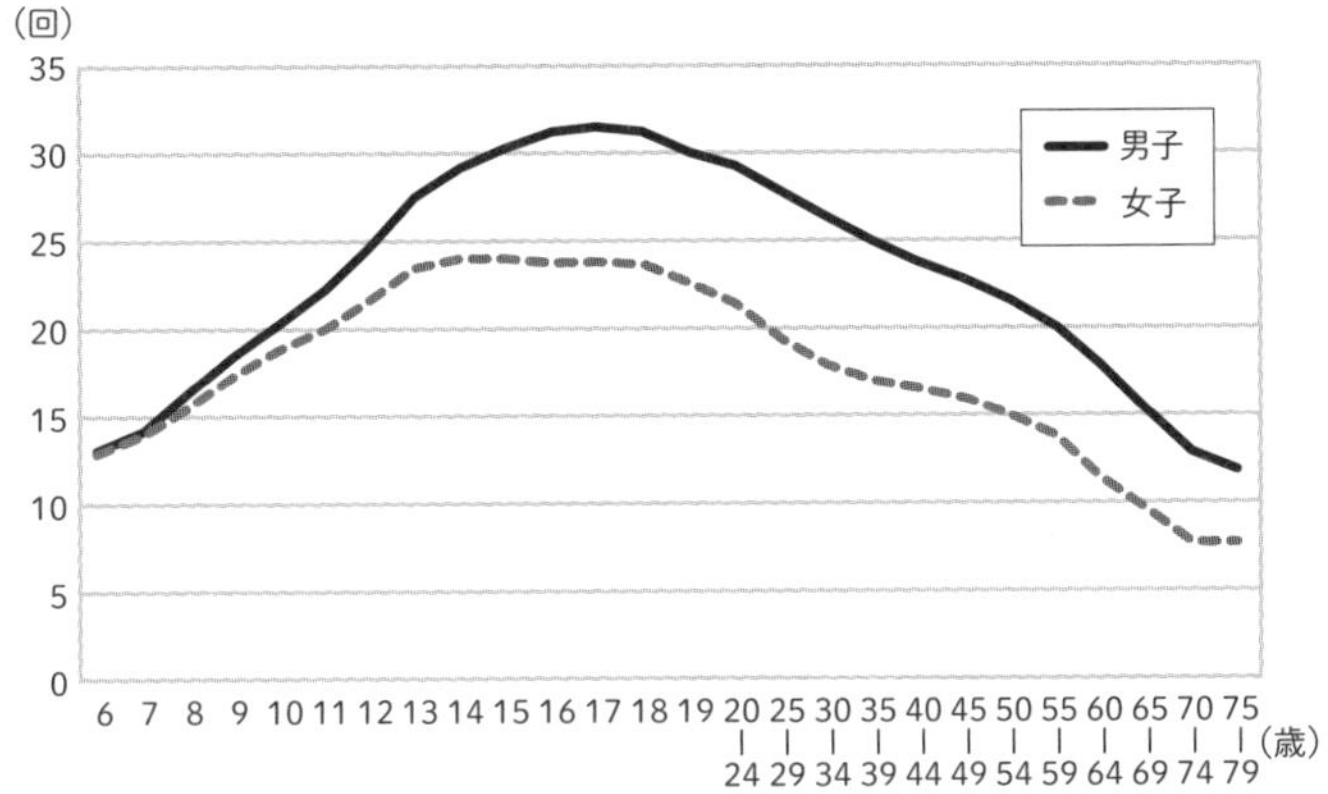

出典　文部科学省データより(「加齢に伴う上体起こしの変化」)

くなってきます。その極端な状態が、寝たきりです。

筋力は一般的に、20代まではぐんぐん伸びます。次第にゆるやかな成長、そしてその後の上昇は止まって平坦になり、40代頃を境目にゆっくり下がっていくのです。

本当にゆるやかに、ですが、50代、60代とその下がり方が強まります。これは、**30代前後で「成長が止まる」**からです。骨がつくられることが止まって、血液の製造も止まります。新しい血液がつくられなくなるため、次第にそれまでの蓄積したものを削って削っての生活になります。

このような年齢による衰えは仕方なく、差別なく誰にでも生じます。けれども、その衰えを最小限にすることは、努力次第でいくらでも可能です。筋は収縮させる、つまり負荷をかければ、その分だけ太ろうとします。筋肉は死ぬまで繊維の量が決まっていて、増やすことはできません。繊維が太くなって、強い力が出せるようになるのです。

100回収縮させれば100回分確実に、成果があります。

元気に歩き続けるのに必須の筋肉4つ

本章では、ずっと元気に歩き続けるために必要な筋肉に的を絞り、簡単な筋トレをご紹介していきます。

歩くのに重要な筋肉は、主に以下の4つです。

① 大腿四頭筋《だいたいしとうきん》（太ももの前側）

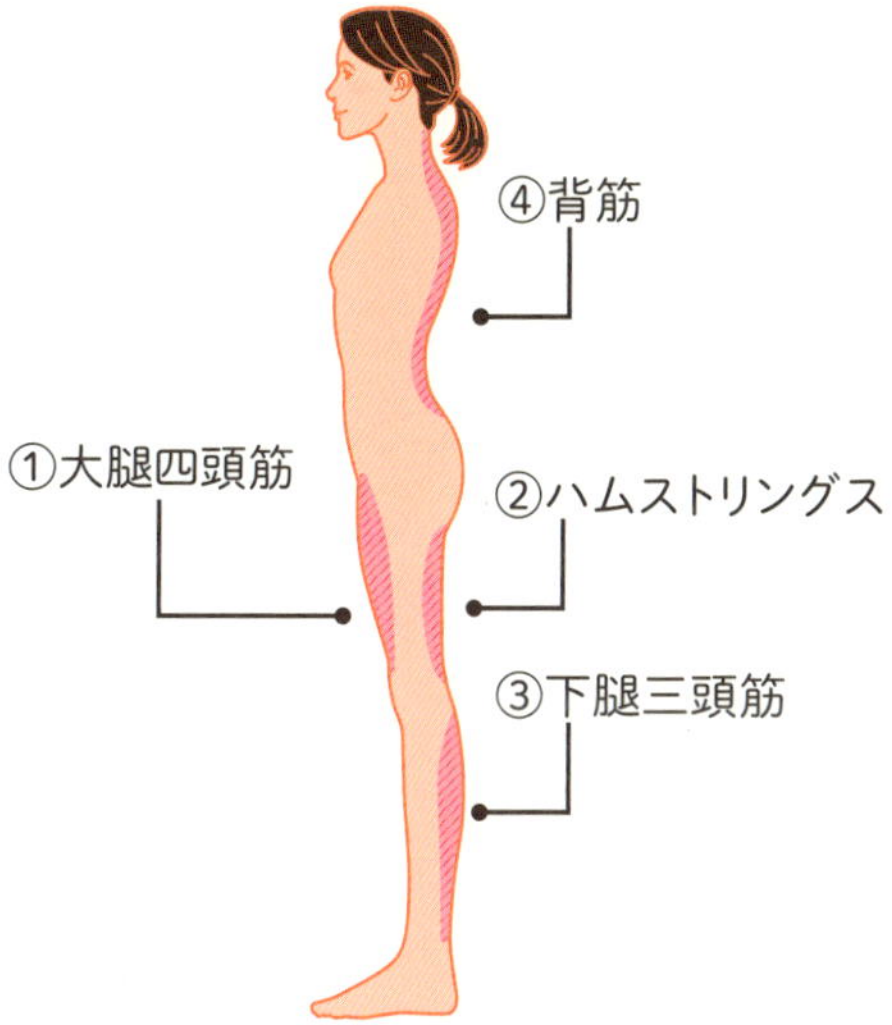

② ハムストリングス（太ももの裏側）
③ 下腿三頭筋《かたいさんとうきん》（ふくらはぎ）
④ 背筋《はいきん》

もちろん、体中のあらゆる筋肉が重要なのですが、まずはこの４つの筋肉さえしっかりしていれば、毎日元気に歩くことができるでしょう。

歩くことで、これらの筋肉を自然と使い、鍛えられるのですが、やはりピンポイントで鍛えるほうがベストです。

本章の筋トレを併行して行うことで、歩くことがより楽に、スムーズになってくると思います。

本章に掲載された筋トレは、それぞれ3つのレベルに分かれています。まず星ひとつのレベルから始めていただき、楽なようであれば次のレベルに進んでみてください。星3つのレベルでも、1回する分にはそれほどきついものではありませんが、ポイントは行う**回数**です。

回数を増やせば増やすほど、負荷がかかり、きつくなります。最初からがんばりすぎず、できる回数だけしましょう。慣れたら徐々に回数を増やしていきます。

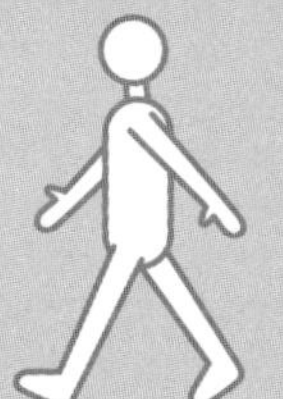

「大腿四頭筋」を強くするプチ筋トレ

太ももの前側の、ひざを伸ばす筋肉

大腿四頭筋は立ち上がりや着座の主動作筋です。ひざを伸ばす筋肉です。

「大腿にある4つの頭を持つ筋」という意味です。

大腿というのは太もものことです。そして4つの頭というのは蛇みたいですが、実は筋肉の腹、これを「頭」と言います。大腿直筋《だいたいちょっきん》、内側広筋《ないそくこうきん》、外側広筋《がいそくこうきん》、中間広筋《ちゅうかんこうきん》という4つの筋肉を総じて、大腿四頭筋と言います。

現場では「クアド」と言いますが、これは英語名称の「Quadriceps femoris muscle」の頭文字をとってそう呼ばれています。

クアドは、**立ったり座ったり、生活で非常に頻繁に使う立ち座りの主動作筋**です。多くの方が不便に感じる入浴やトイレなどにも、確実に関係していきます。

ひざを伸ばす運動は、すべての運動の中で一番大切と言っても過言ではありません。スクワットをしたり、ボールを蹴ったり、要するにこのような運動をすればいいというのは、この筋がかなり要だからです。

クアドが強ければ、立ち上がるときに腰を曲げたり伸ばしたりする必要度が減るので、腰を痛めることが少なくなります。腰を守る上でもとても大切な筋です。クアドが強くなれば歩く速度も速くなり、歩く姿も良くなります。

立っているときにひざ折れをしないように見張ってくれています。立ち上がるだけでも、立っているために必要な筋肉、安定させるための筋肉が強化されるのです。

クアドは二関節筋という機能を持っています。ひざを伸ばす筋でありますが、股関節をまたいでいるため、その付着部の位置関係から股関節屈曲の作用も持っています。

大腿四頭筋（太もも）

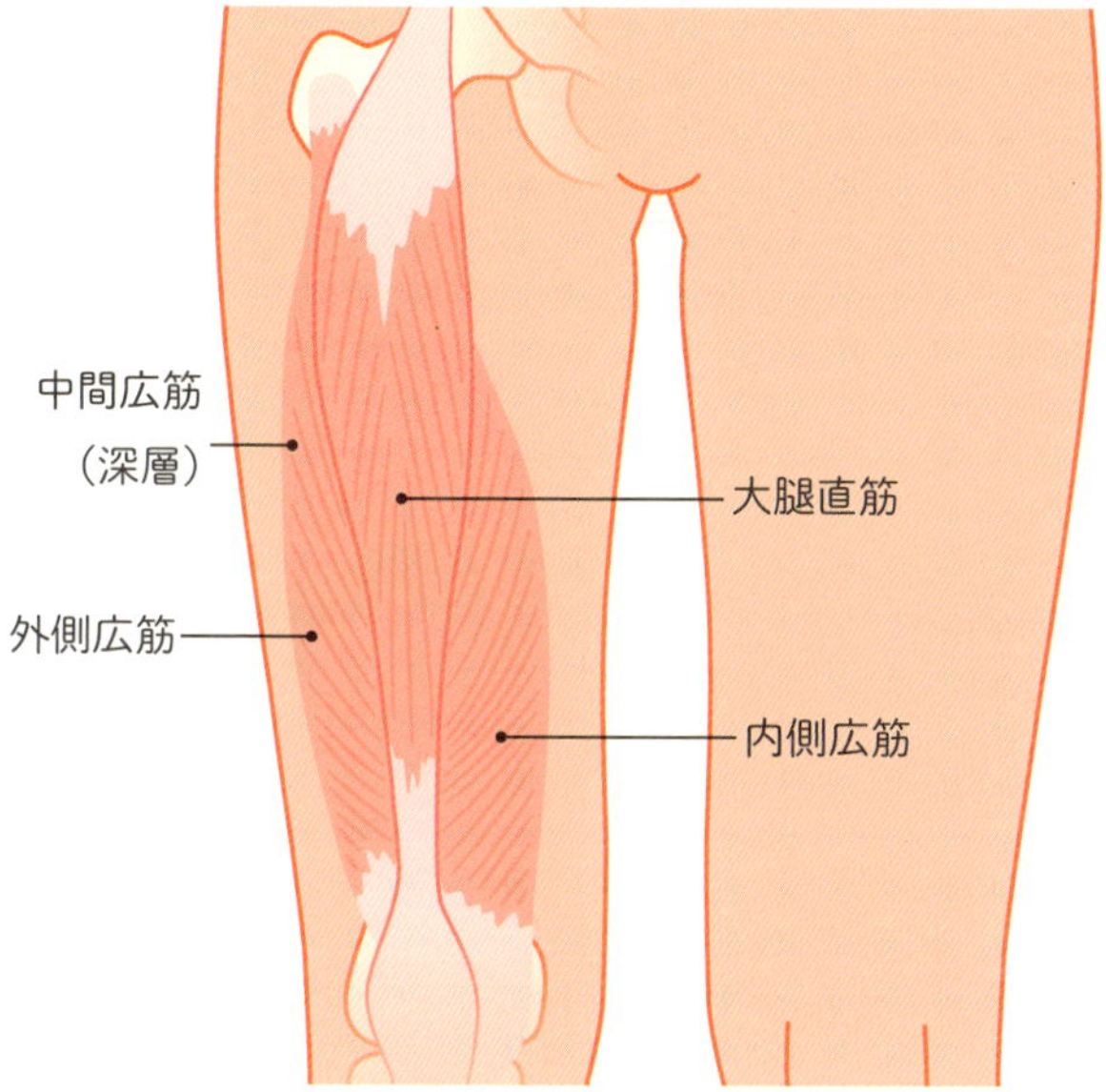

（体を正面から見た図）

作　用　ひざを伸ばす（膝関節伸展）

具体的な動作　立ち上がる／ボールを蹴る

レベル ▶ ★☆☆

寝転がって足を上げる運動①

1 仰向けに寝て、タオルなど丸めたものをひざの下に挟む

肩の力を抜く

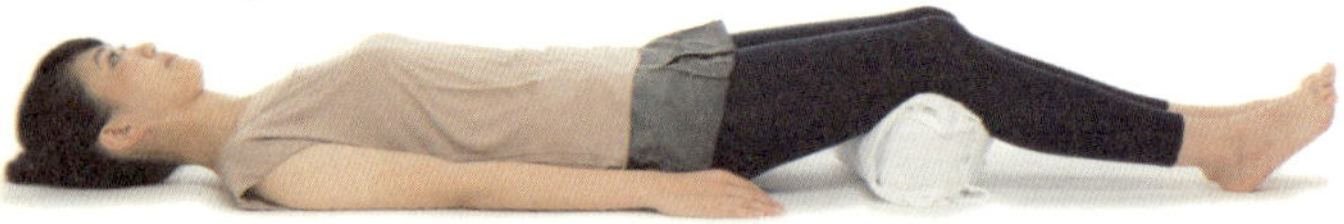

2 そのまま足の力でタオルを押す

10回 ×3セット

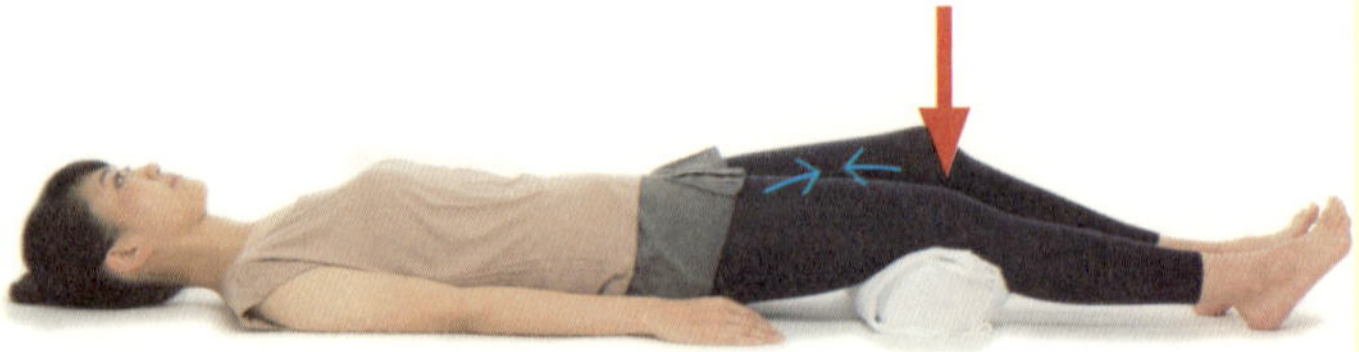

タオルをつぶす感じで押します。内側筋がとくに鍛えられます

※ ← は体の動き、→ ← は筋収縮を示しています

レベル ▶ ★☆☆

寝転がって足を上げる運動②

1 仰向けに寝て、タオルなど丸めたものをひざの下に挟む（右ページと同じ）

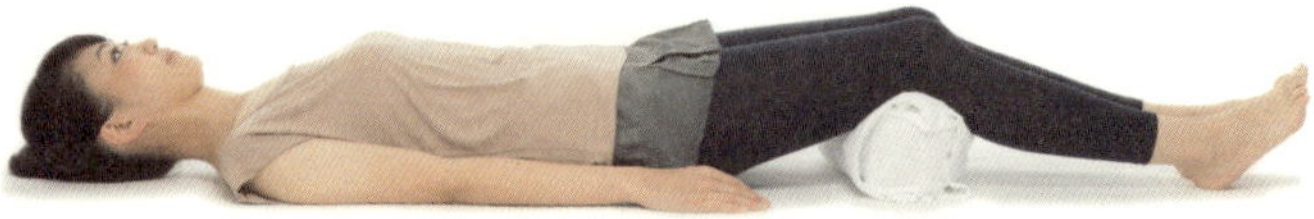

2 片足ずつ交互に上げる

10回 ×3セット

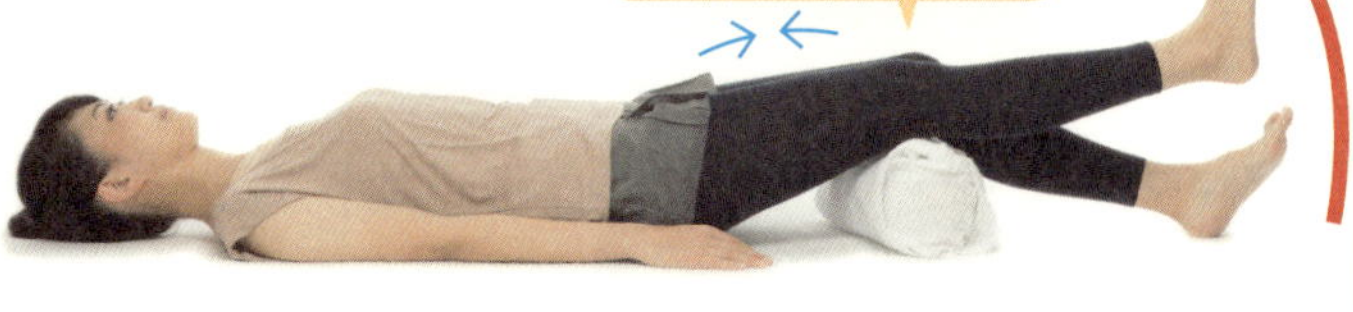

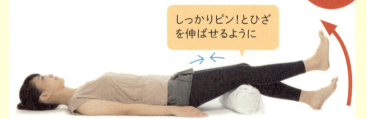

枕をテコにして足を上に持ち上げても OK

※関節を伸ばすのが痛い人は右ページの運動をおすすめします

レベル ▶ ★★☆

イスに座って足を上げる運動

1 イスに腰かける

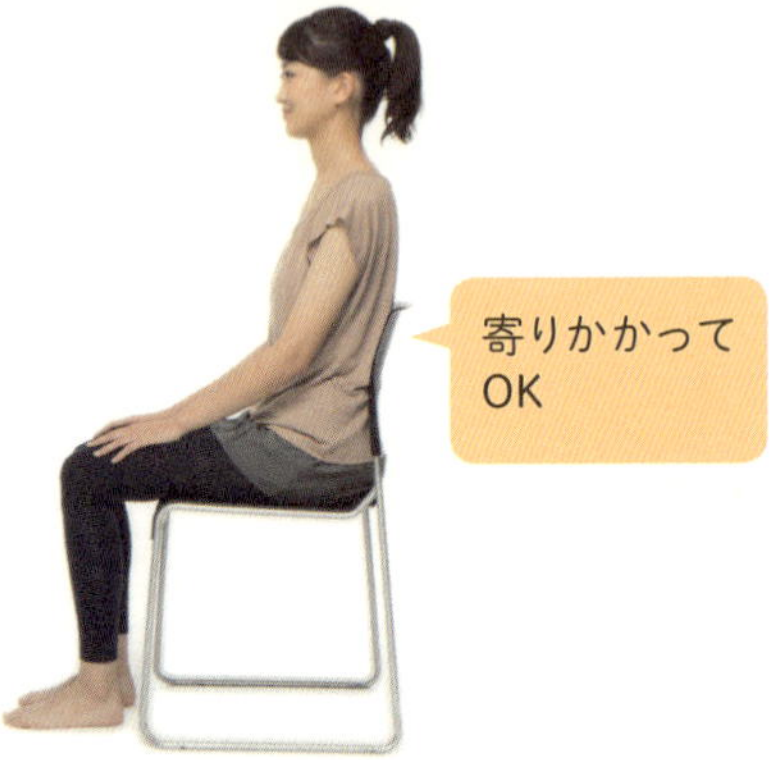
寄りかかって
OK

筋肉が収縮するのを確認するため、手は太ももの上に置く

2 片足ずつ交互に上げる

10回 ×3セット

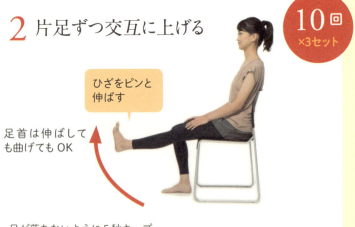

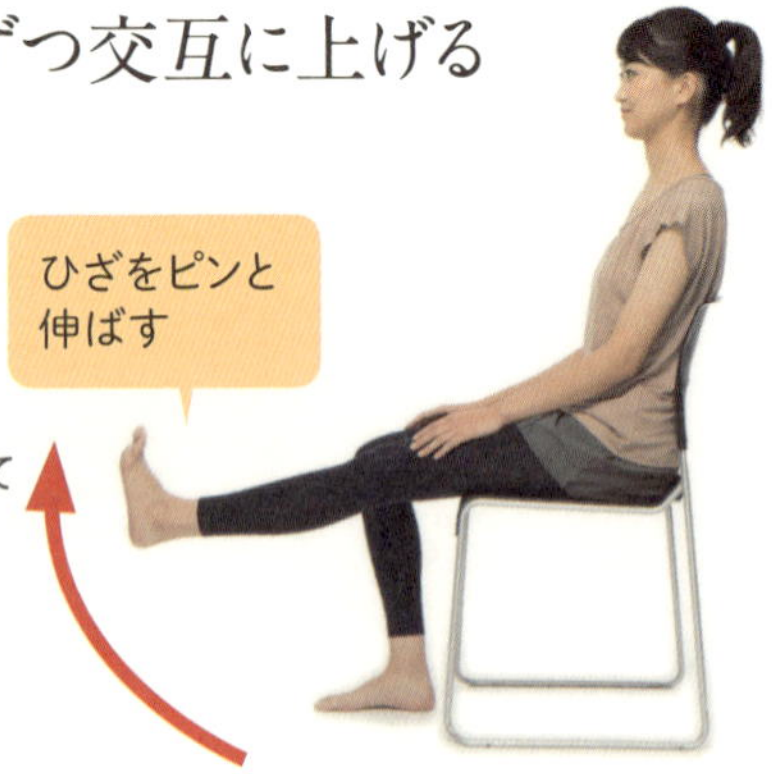
ひざをピンと
伸ばす
足首は伸ばしても曲げても OK

足が落ちないように5秒キープ

レベル ▶ ★★★

棚を使ったスクワット

1 立ってお腹の位置の棚に手を置く

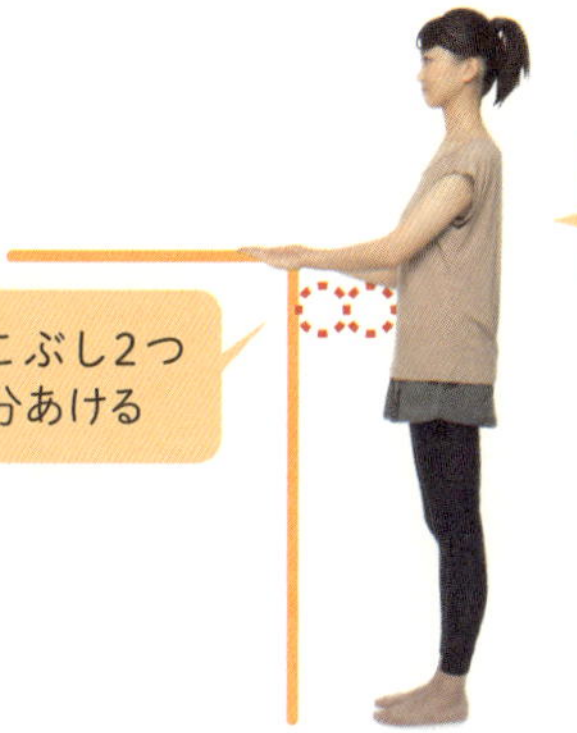

背すじ
まっすぐ
こぶし2つ
分あける

2 手をついたままひざを曲げる

10回
×3セット

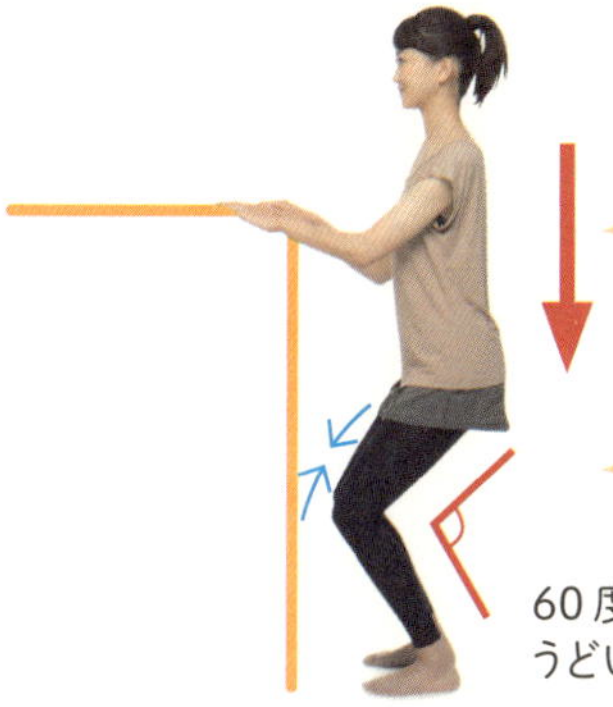

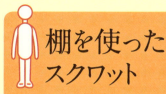

背すじまっすぐ
そのまま腰を落とす
曲げる角度は
わずかでOK
60度くらいがちょうどいい

腰に負担がかかるので、背すじを伸ばしたままやってみましょう

レベル ▶ ★★★

イスを使った立ち上がり運動

1 イスに少しだけ浅く腰かける

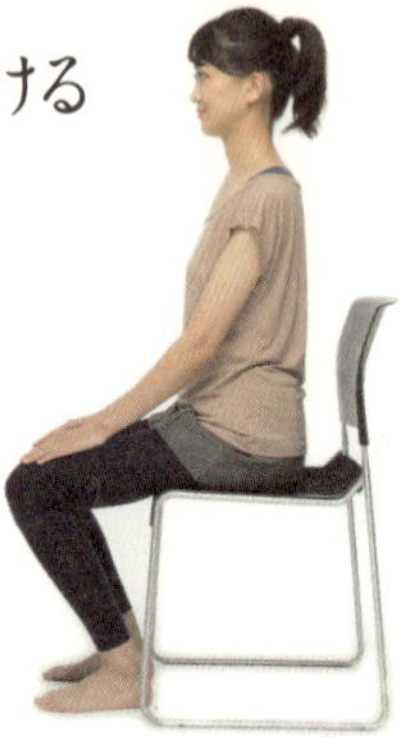
足を少し引く

2 立ち上がる、座るをくり返す

10回
×3セット

軽くお辞儀するようなイメージ
ひざを伸ばしていく

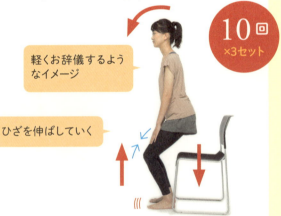

「コンニチハ」をするような感じでお尻を少し上げます

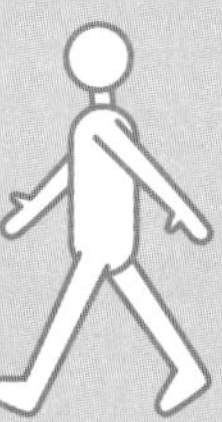

「ハムストリングス」を強くするプチ筋トレ

太ももの裏側の、ブレーキをかける筋肉

ハムストリングスは歩くとき、体にブレーキをかける筋肉です。太ももの裏側、ひざを曲げることを主な仕事としています。歩くときには足を着く前に収縮して、大腿四頭筋が効率的に作用してクッション機能を出せるように、あらかじめ作用してひざにブレーキをかけます。

この**ハムストリングスの力が十分でないと、ひざを曲げる大腿四頭筋の作用にも影響して、ひいてはひざ折れしてひざ崩れのように転倒することにもつながります。**

ハムストリングスはhamstringsと言います。大腿二頭筋と半腱様筋《はんけんようきん》、半膜様筋《はんまくようきん》という3つの筋で構成されていて、頭をとって「ハムスト」と呼んでいます。この筋たちは、活性化することで下腿三頭筋と同じように循環改善効果が期待できます。

年を取ると、どうですかね、うつ伏せになることが減るように感じます。子どもの頃はごろごろしたり、若いころでもうつ伏せで本を読んだりします。しかし、年を取るとひざが痛かったり、立ち座りに難渋したりするので、うつ伏せという姿勢が敬遠され、そのためにうつ伏せになる動作そのものが退化するのです。ひざ立ちや四つ這いでは、このハムストリングスが大活躍します。ひざが痛い方はひざの下にタオルを敷くなどしてトライしてみてください。

足首で行っていたバランス調整を、太ももの前と後ろにある筋ですることになるので、大腿四頭筋とハムストリングスが一生懸命働きます。

ハムストリングス

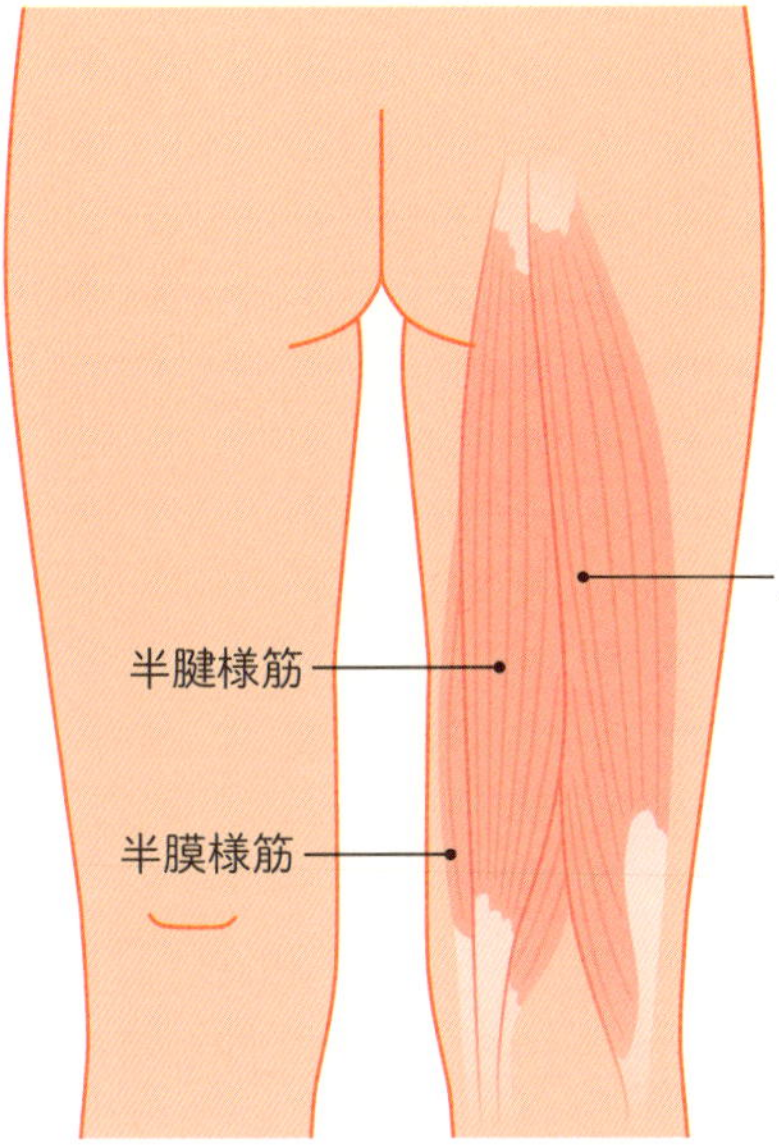

（体を後ろから見た図）

作　用	ひざを曲げる
具体的な動作	ひざ立ちで姿勢を保つ

レベル ▶ ★☆☆

うつ伏せで足を持ち上げる運動

1 うつ伏せになって、足を上げる

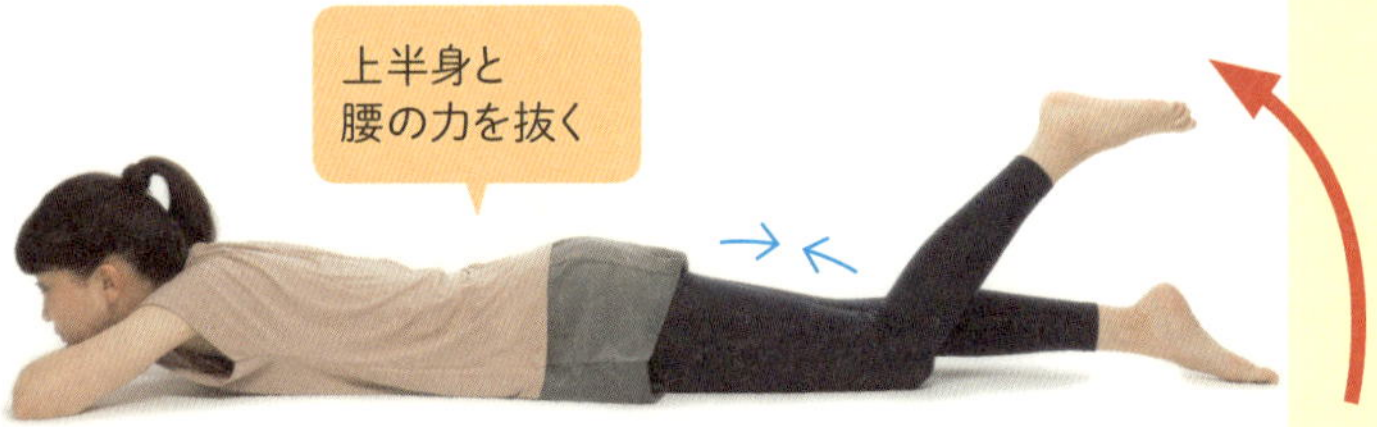
上半身と
腰の力を抜く

お尻を浮かせずに太ももの力だけで上げる

2 そのまま足を交互に垂直に上げる

10回 ×3セット

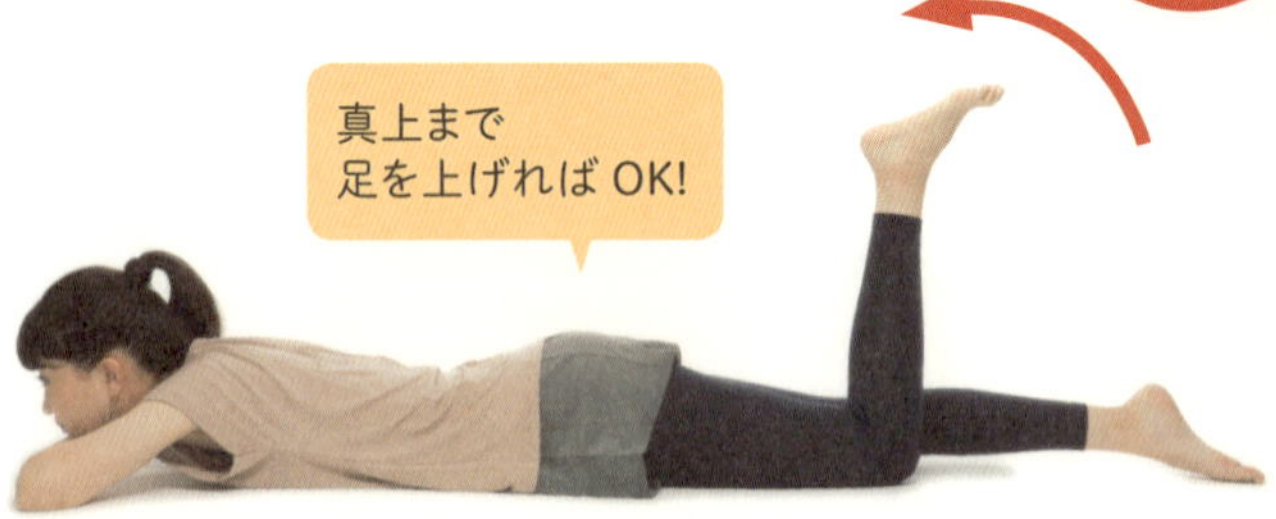
真上まで
足を上げれば OK!

足はお尻に近づくぐらい曲げなくても大丈夫です

レベル ▶ ★★☆

イスに座って ひざを曲げる運動

1 足の裏を滑らせる

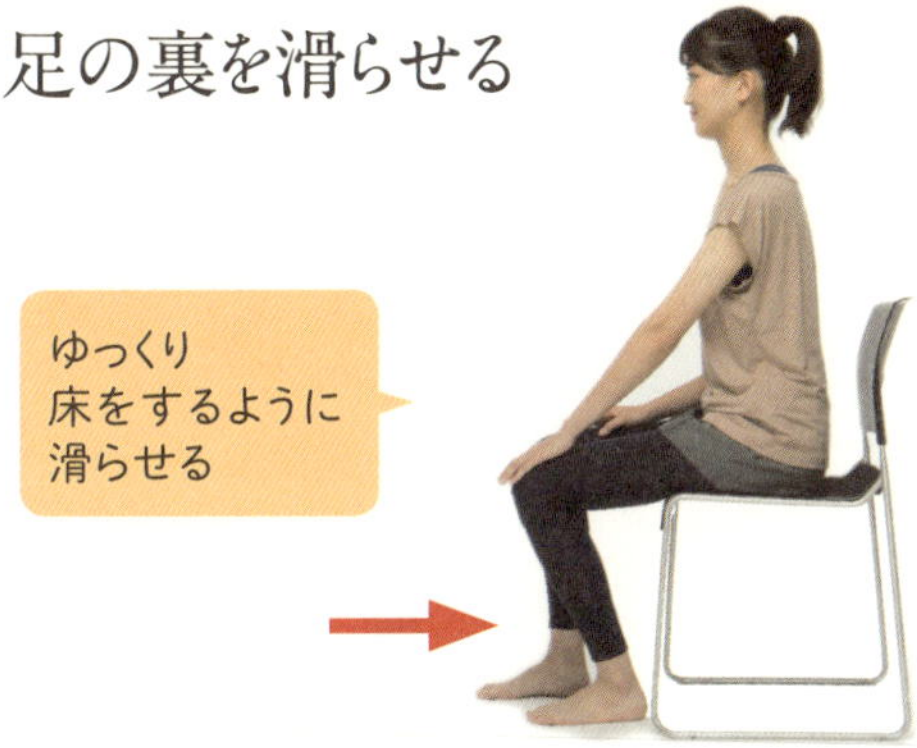
ゆっくり
床をするように
滑らせる

手はお皿あたりに置き、ひざがぐらぐらしないよう軽く固定

10回
×3セット

2 足を持ち上げて止めておく

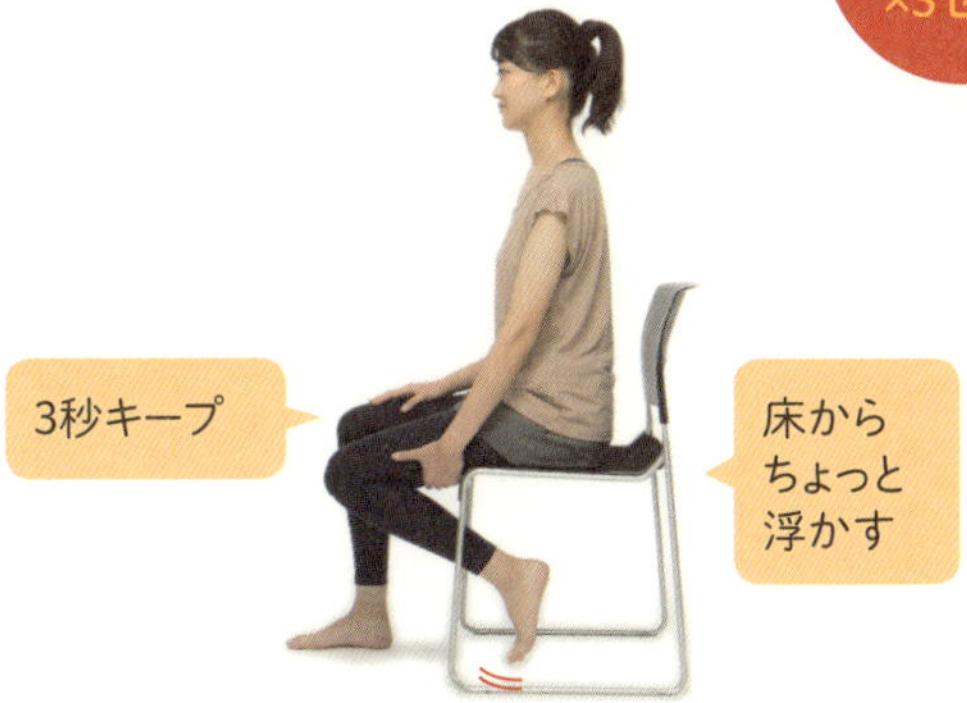
3秒キープ
床から
ちょっと
浮かす

床から足を離すとハムストリングスが収縮します

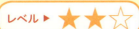

レベル ▶ ★★★

立ったまま 足首を持ち上げる運動

1 立ってお腹の位置の棚に手を置く

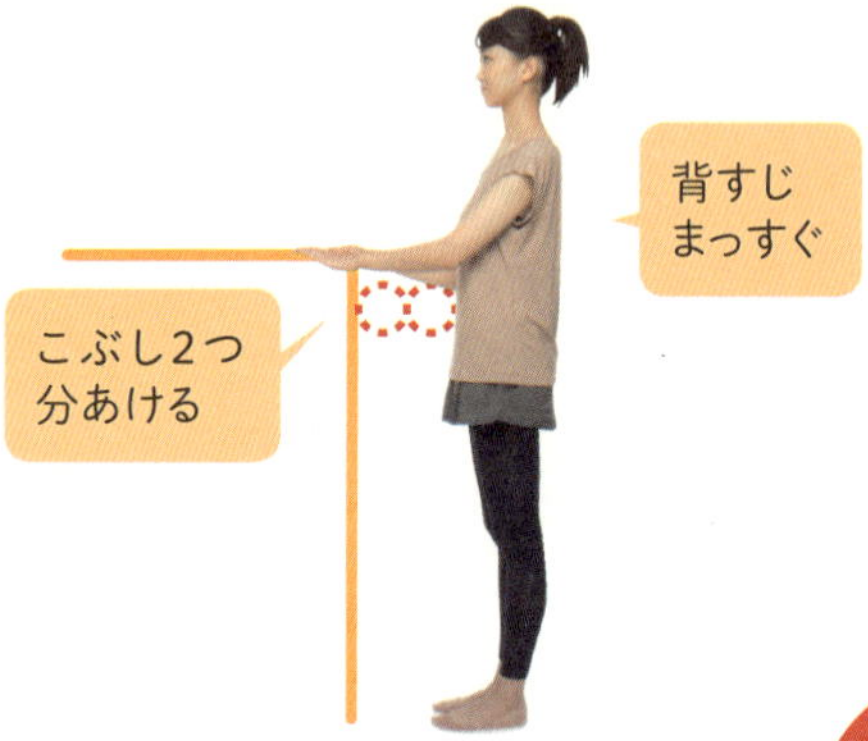
背すじ
まっすぐ
こぶし2つ
分あける

2 足首を持ち上げる

10回 ×3セット

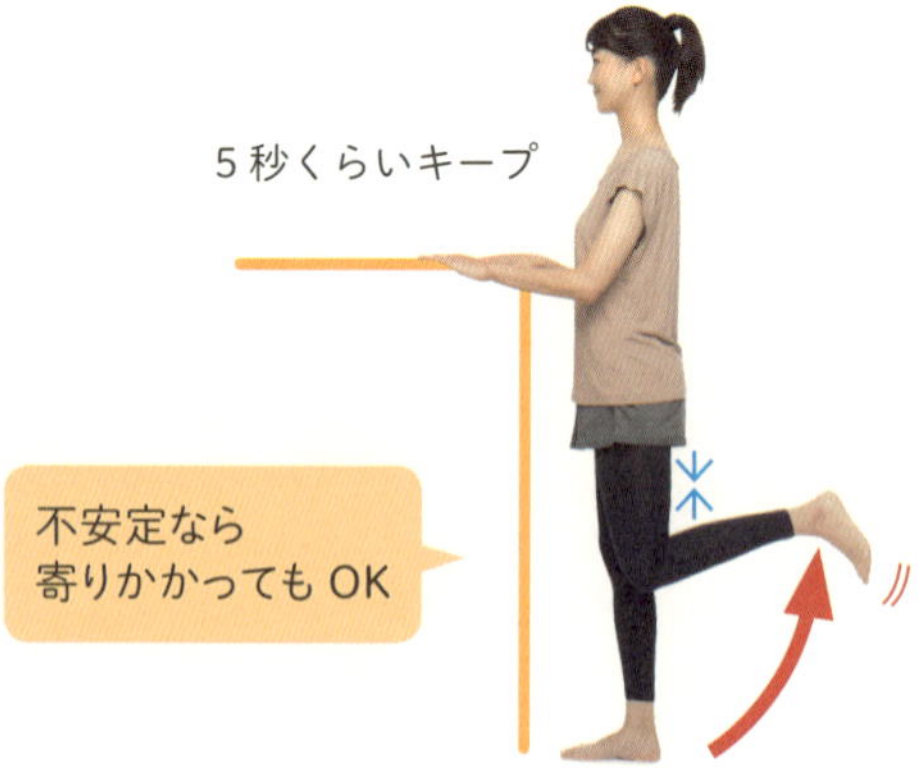
5秒くらいキープ
不安定なら
寄りかかってもOK

ひざが前に出てこないように気をつけましょう

「下腿三頭筋」を強くするプチ筋トレ

ふくらはぎの、足首を下げる筋肉

下腿三頭筋《かたいさんとうきん》はふくらはぎの筋肉です。足首を下げるために必要な筋肉です。

ひざより下の足首より上の部分を「下腿」と言い、そこにある3つの頭の筋という意味です。

また出ました！　3つの頭。これは腓腹筋《ひふくきん》の内側頭《ないそくとう》と外側頭《がいそくとう》とヒラメ筋という筋、合わせて3つの頭を意味しています。

下腿三頭筋は「第2の心臓」と言い、ふくらはぎの収縮で心臓や頭に血液を戻す作用を持っています。

つまりはポンプの役目で、立ちくらみやふらつきなどにも大きく関係します。

歩行では離れる足、前に押し出す足は、最後つま先立ちの格好になって、体を前に押し出します。歩きをスムーズにし、バランスを強化する作用があります。

2つの頭を持つ腓腹筋は英語で「Gastrocnemius muscle」と言います。

そのため現場では「ガストロ」と呼んでいます。ヒラメ筋と区別して用いられる理由は、このガストロもクアドと同じように二関節筋という機能を持っているからです。二関節筋とは、2つの関節をまたぐように筋肉が配置されている筋を指します。

有名なところは大腿四頭筋と腓腹筋でしょう。他にも、腕の上腕二頭筋などもそうです。2つの作用を持っているという点から、足が地面に着いたりすると筋の作用が変わったりするのです。私たちはそのあたりを評価して、患者さんのトレーニングを考えたりします。

かかと上げは毎日行っていただきたい運動です。たとえば電車の中や信号待ちの時間など、ただ立っているだけというとき、せっかくですから少しかかとを上げてみましょう。30回上げればけっこうな疲労になります。周りの人に変な目で見られないように、床から少し浮かせるだけでいいですよ。

下腿三頭筋

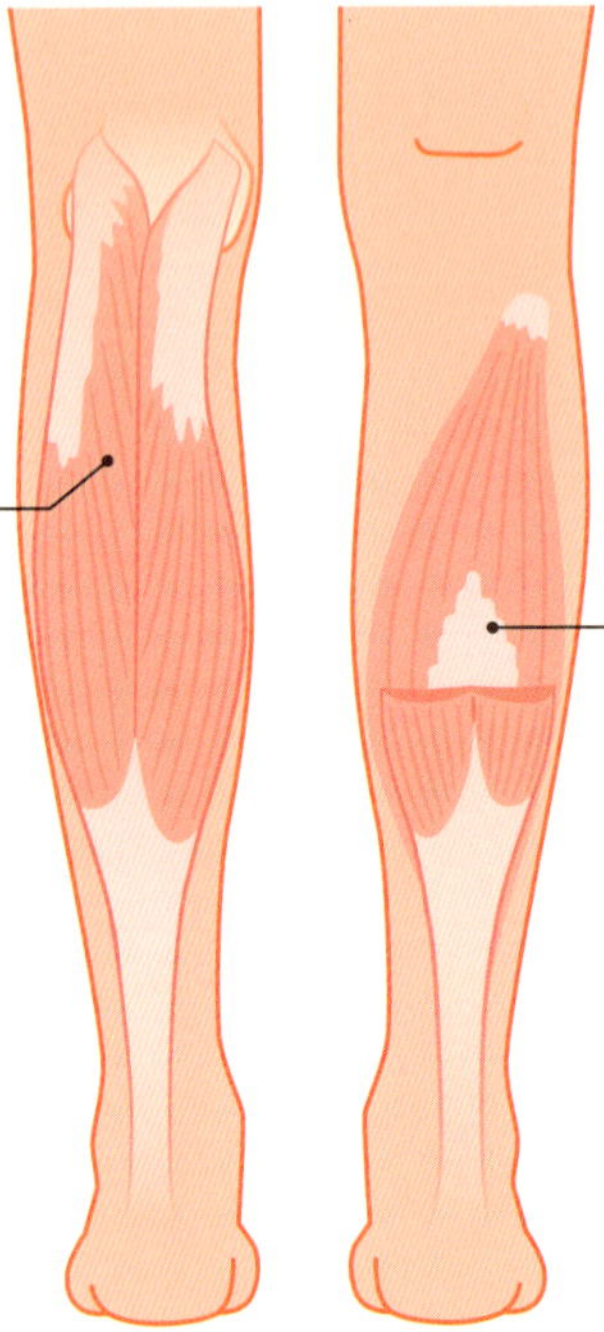

（体を後ろから見た図）

作　用	足首を曲げてつま先を下げる（足関節底屈《そくかんせつていくつ》）
具体的な動作	つま先立ち、ジャンプの際の踏みきり

レベル ▶ ★☆☆

寝転がって足首を曲げる運動

1 あお向けに寝る

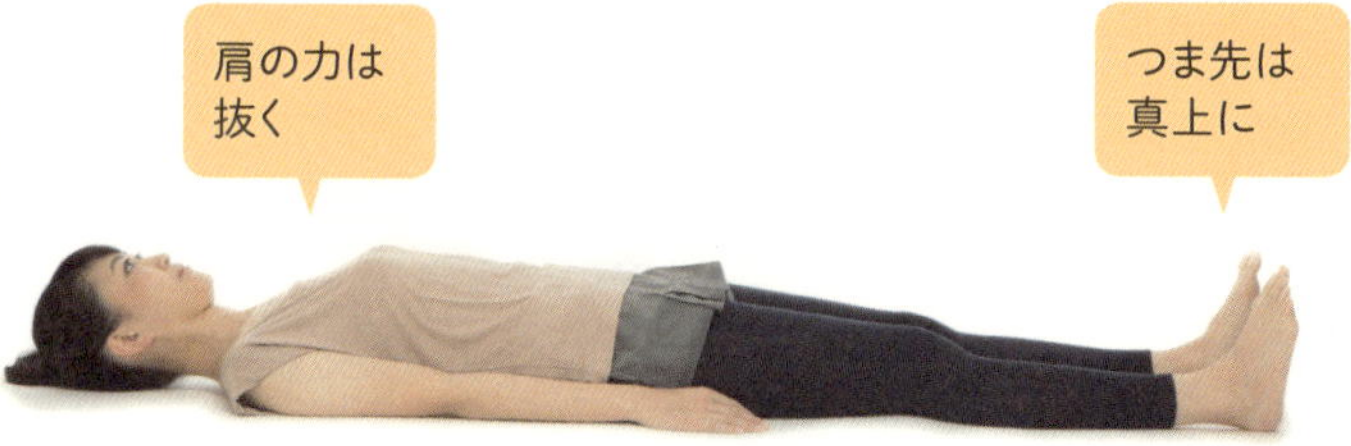
肩の力は抜く
つま先は真上に

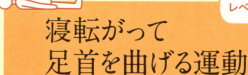

2 つま先を倒したり押したりする

10回 ×3セット

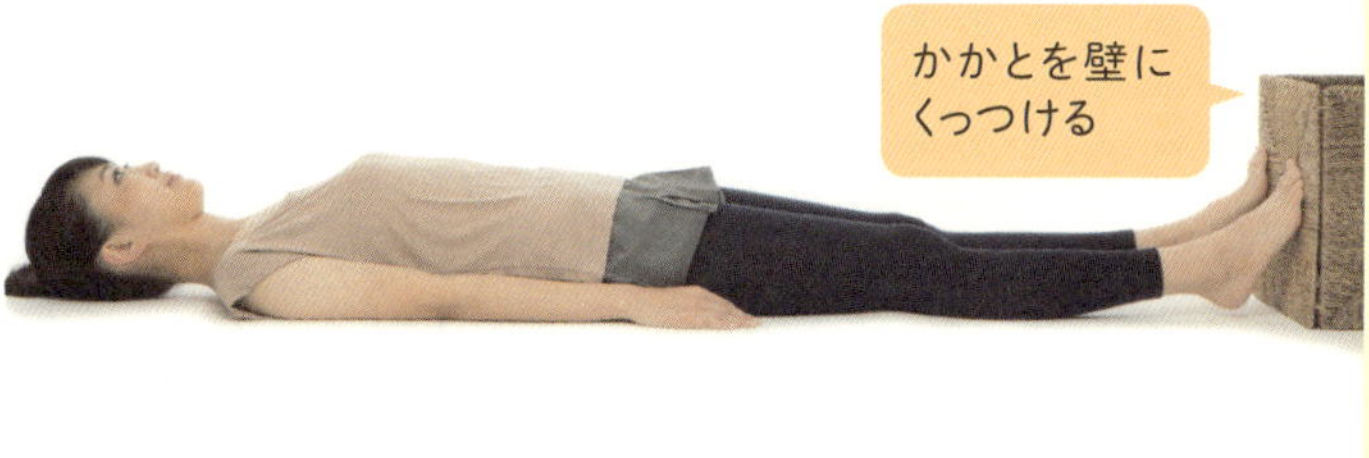
かかとを壁にくっつける

壁やベッドの柵など、体が動かない程度に押します

レベル ▶ ★☆☆

イスに腰かけて太ももを持ち上げる運動

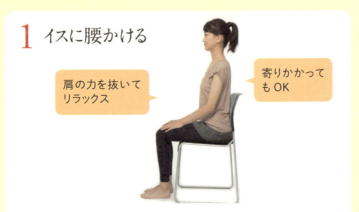

1 イスに腰かける

肩の力を抜いてリラックス

寄りかかってもOK

2 太ももを数センチ持ち上げる

10回 ×3セット

テレビを見ている間にもできる

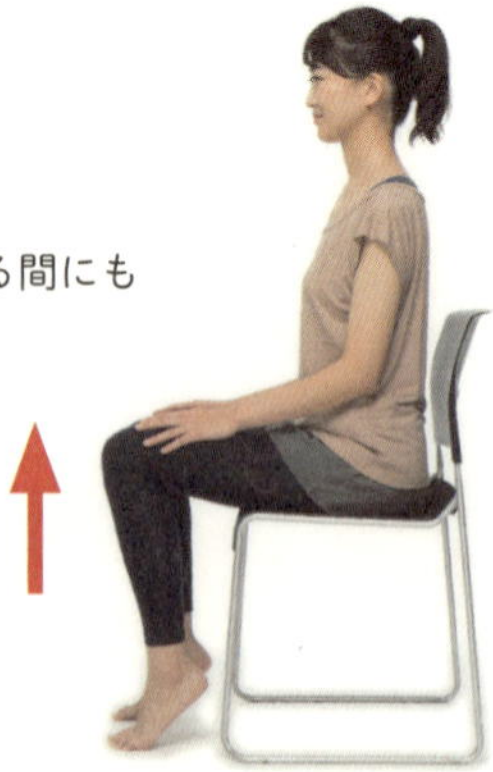

しっかりかかとを上げる

足の指先だけで持ち上げるようにしましょう

棚を使ったスクワット

a レベル ▶ ★★☆
b レベル ▶ ★★★

a お腹の位置の棚に手をかけて背伸びする

10回 ×3セット

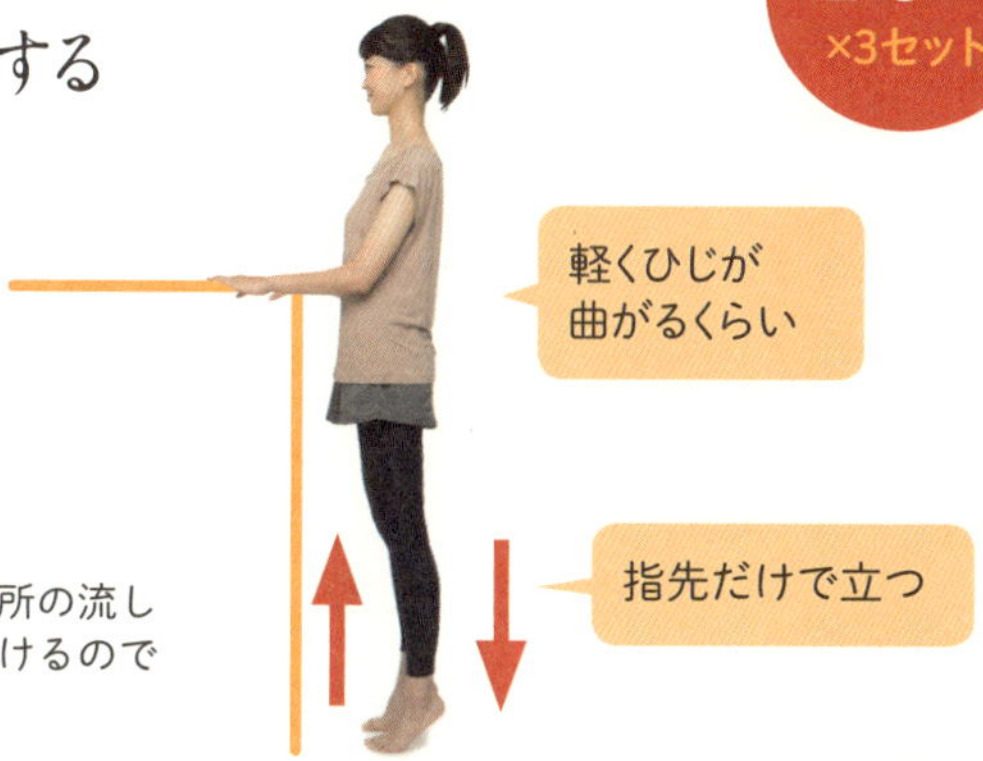

軽くひじが
曲がるくらい
指先だけで立つ

＊洗濯機や台所の流しの縁に手をかけるのでも OK

b 片足立ちになり、机に指を置く

10回 ×3セット

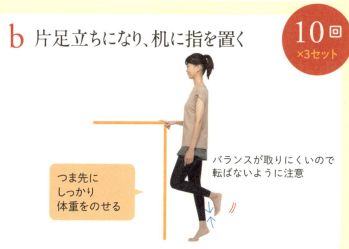

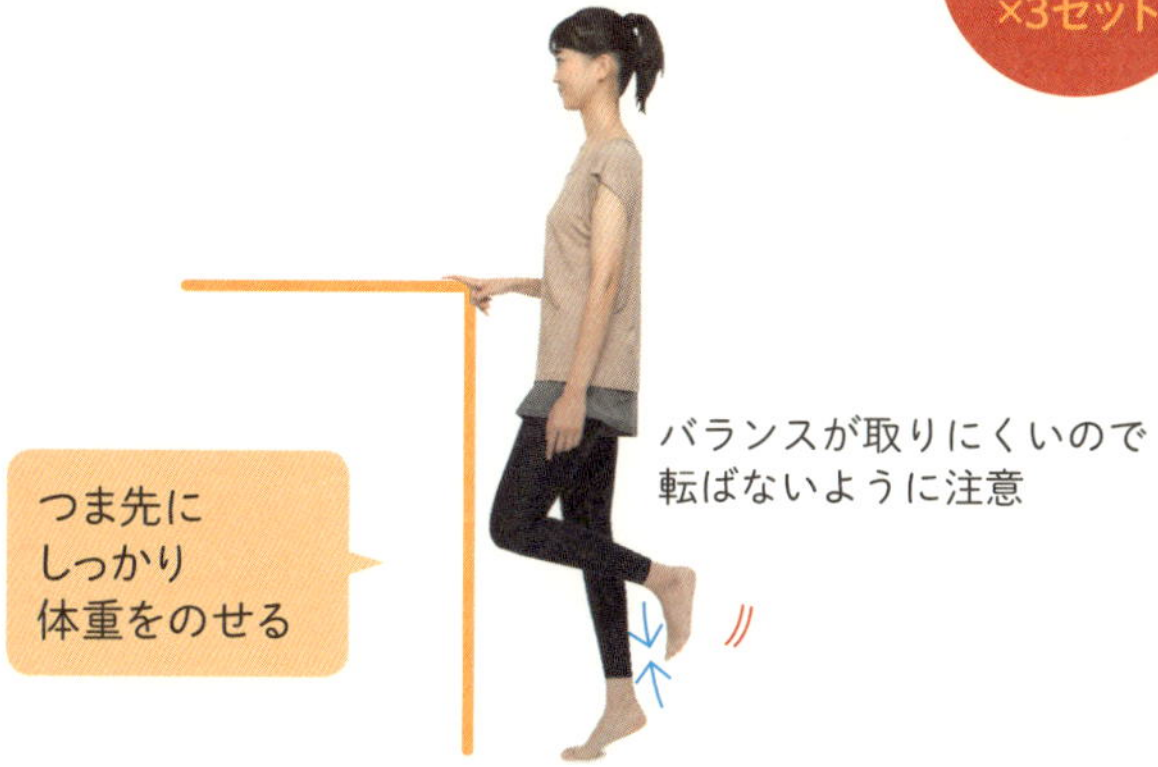

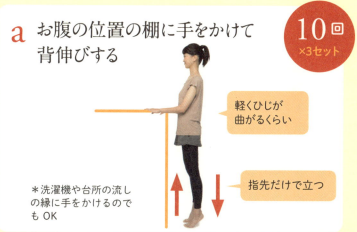

つま先に
しっかり
体重をのせる
バランスが取りにくいので
転ばないように注意

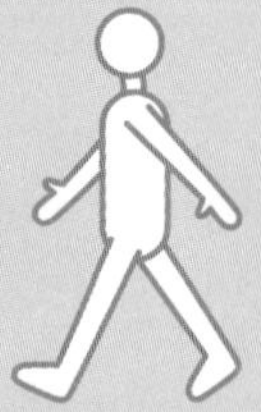

「背筋」を強くするプチ筋トレ

背中の、姿勢をまっすぐ保つ筋肉

背筋はまっすぐ立つために必須の筋肉です。

白髪、杖、そして円背。年を感じさせる3大要因と私は感じています。

背中が丸まることは、なんだか年を取った印象を与えますよね。

子どものうちは背もたれのないイスに座っていられても、中年期にはすでに寄りかかりたい症候群に悩まされます。**次第に背中を伸ばす筋、脊柱をまっすぐに保つ筋が使われなくなり、痩せていってしまう**のです。

背骨は首が7つ、胸が12個、そして腰が5つの骨で構成され、それがすべて椎間板を挟んで、ものすごい強い靭帯や筋で伸びた状態を保ちつつ、筋の収縮で背中を曲げたり伸ばしたりの運動を実現しています。

背中や腰が曲がるとはどういうことでしょう。この固定する力が落ち、頭を支えたり上体をまっすぐ保てなくなり、次第に頭が前に、お尻が後ろに出てしまう状態です。背筋をまっすぐ保つ上で、背中の筋を鍛えることは避けて通れません。

背筋を「取り戻す」ことで、すっとした姿勢に。白髪は染めれば黒くなり、背中が曲がった状態は筋トレで若返りを手に入れることができます。

背もたれに寄りかからず座るように

背筋を鍛えるには、座るときに背もたれに寄りかからないのも大切です。意識しないと、つい背もたれに寄りかかり、楽な姿勢になってしまうものです。

どこにももたれず、**まっすぐ座ると、それだけで背筋に負荷がかかります。また、骨盤も直立に保たれます。骨もゆがみません。**

悪い姿勢をしていると、その姿勢で骨が固定されます。それがゆがみなのです。ずっと姿勢良くするのがつらいなら、食事をするときとかテレビを見るときだけ、というのでもかまいません。意識的にまっすぐ座る時間を増やすのが大切です。思い切って、背もたれのないイスに買い替えるのも手です。

テーブルと自分の体の間にクッションなどを挟むと、楽にまっすぐ座れます。

まっすぐ座ると骨もゆがまない

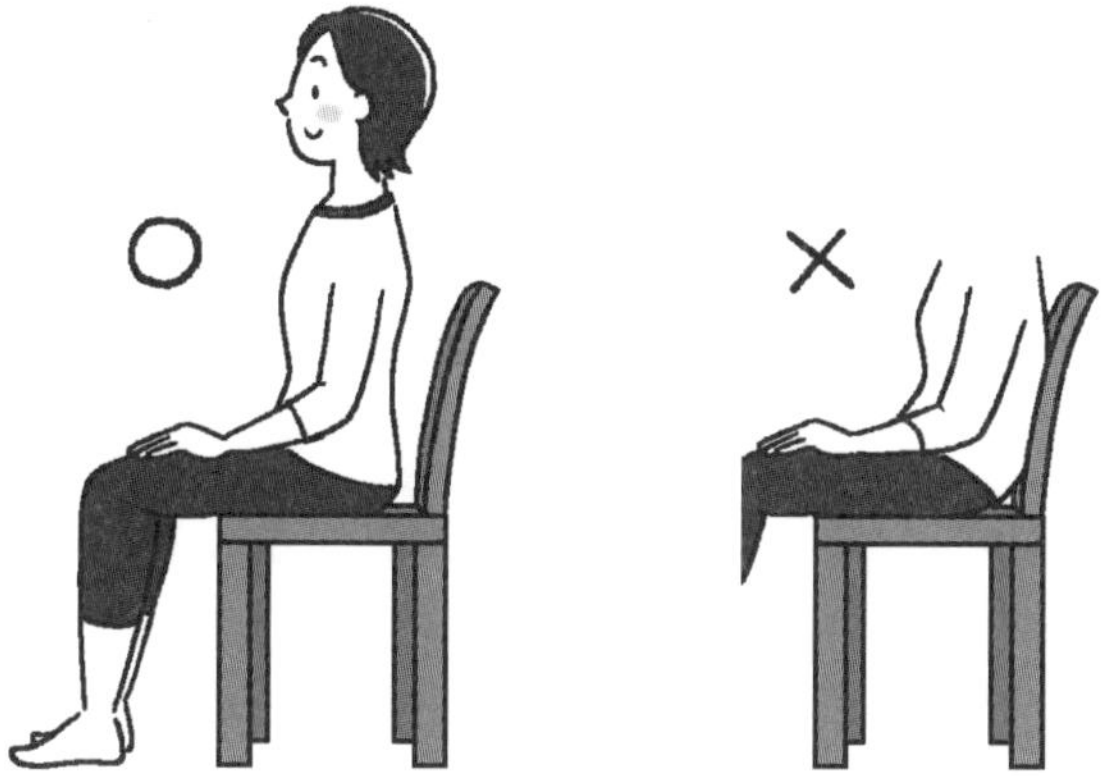

テーブルと自分の間にクッションを挟むと楽

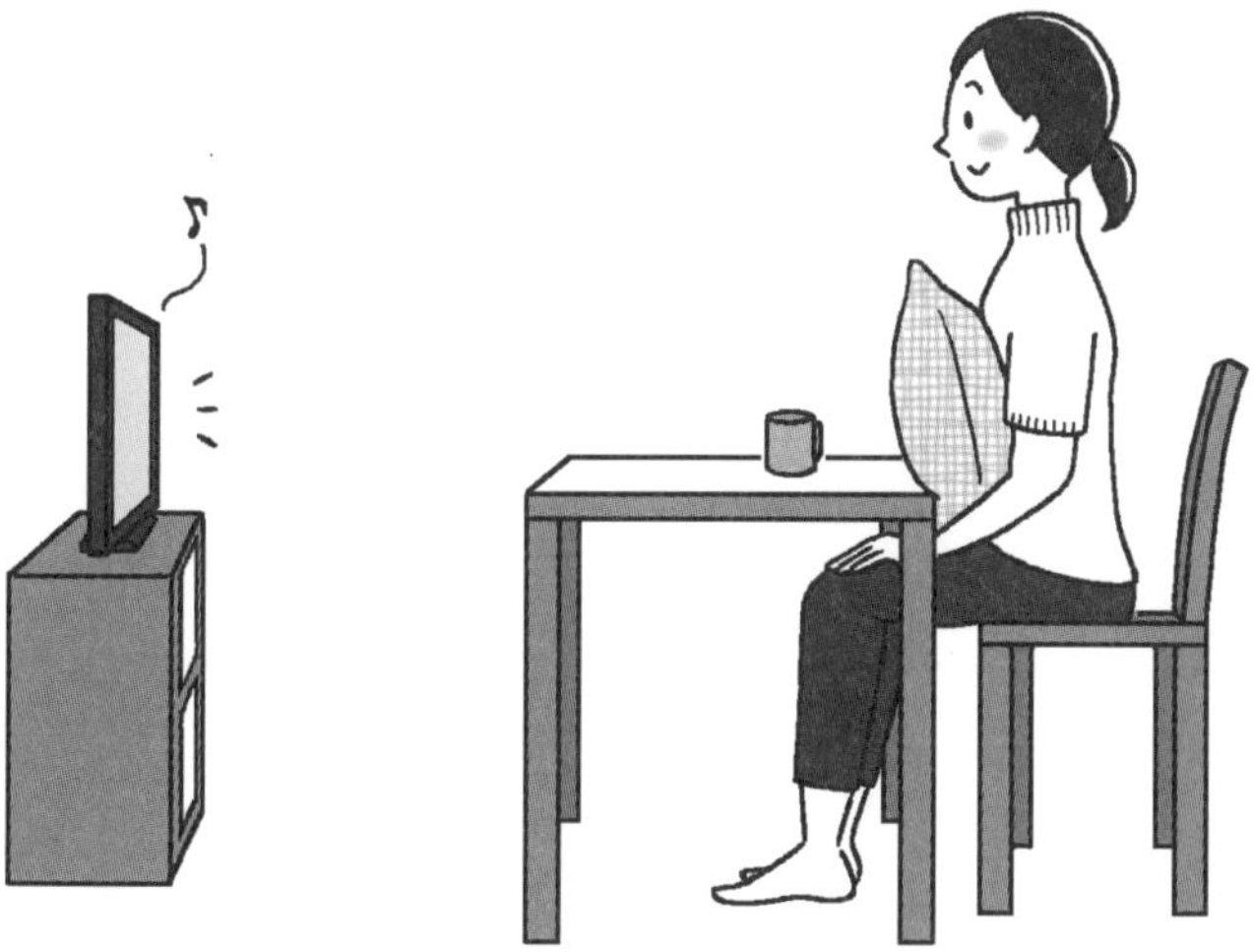

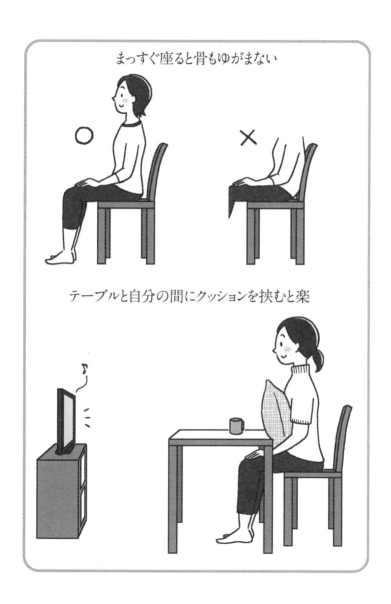

背筋

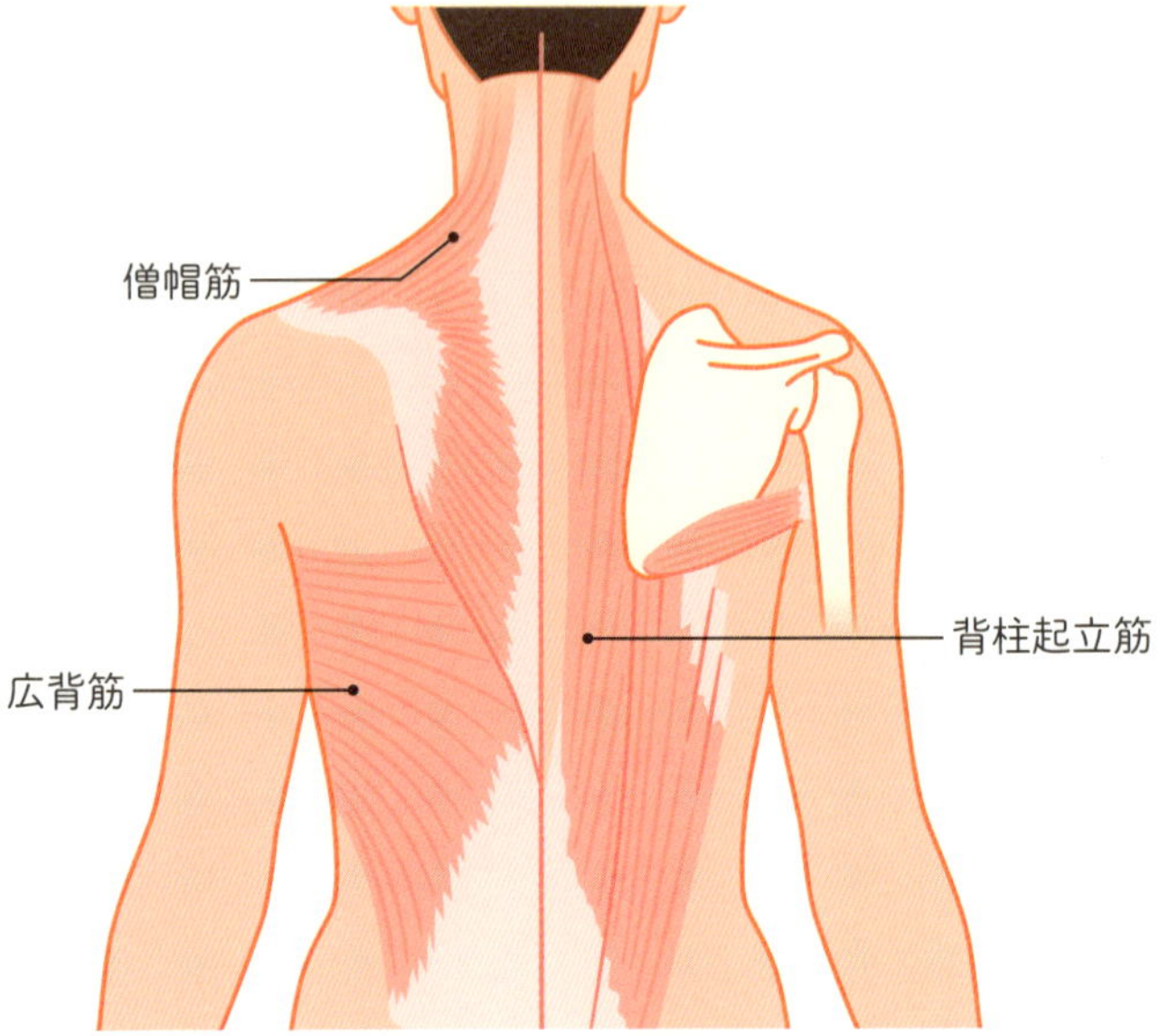

（体を後ろから見た図）

作　用	背筋を伸ばす
具体的な動作	座っているときに背筋を伸ばす姿勢を保つ

レベル ▶ ★☆☆

あお向けで枕を頭で押す運動

1 リラックスした姿で寝る

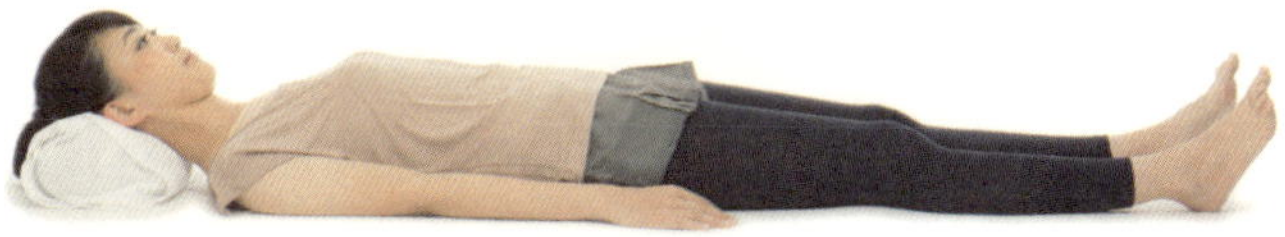

2 あお向けに寝て、後頭部で枕を押す

10回
×3セット

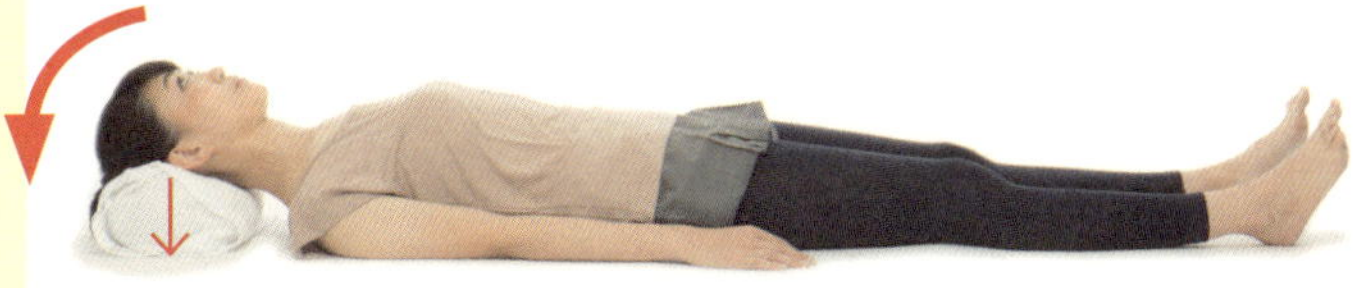

背中が床から離れない程度に枕を押す

レベル ▶ ★☆☆

うつ伏せで頭を上下させる運動

1 うつ伏せになって、頭を下に下げる

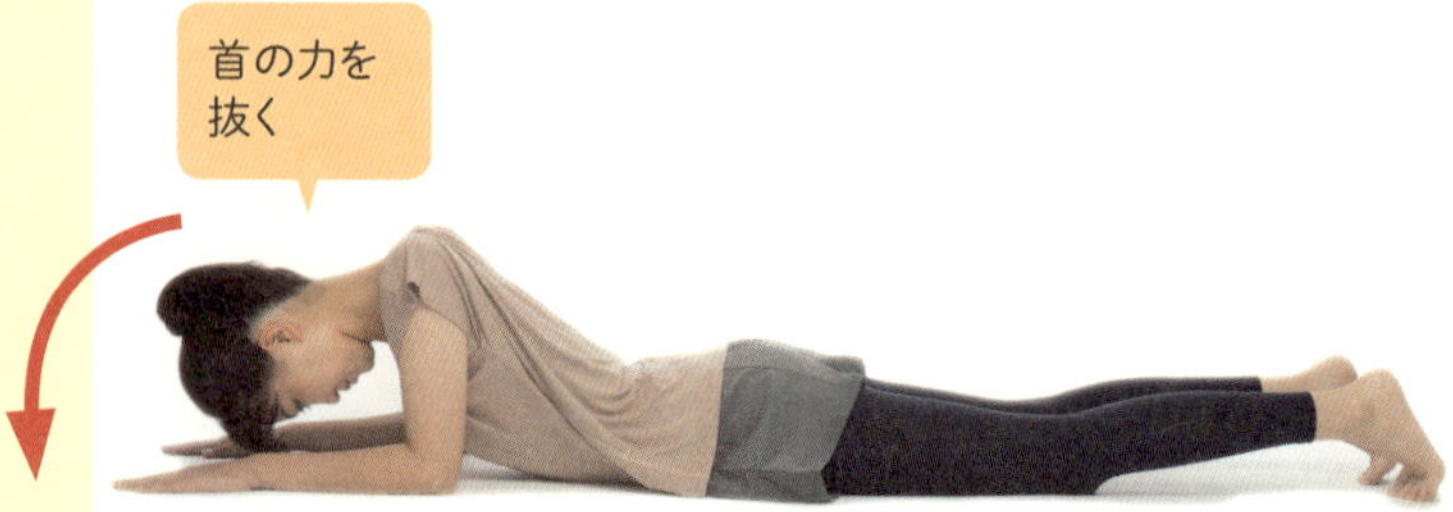

両手で床を軽く押し、ひじは離れないようにしましょう

2 うつ伏せになって、頭を後ろに倒す

10回 ×3セット

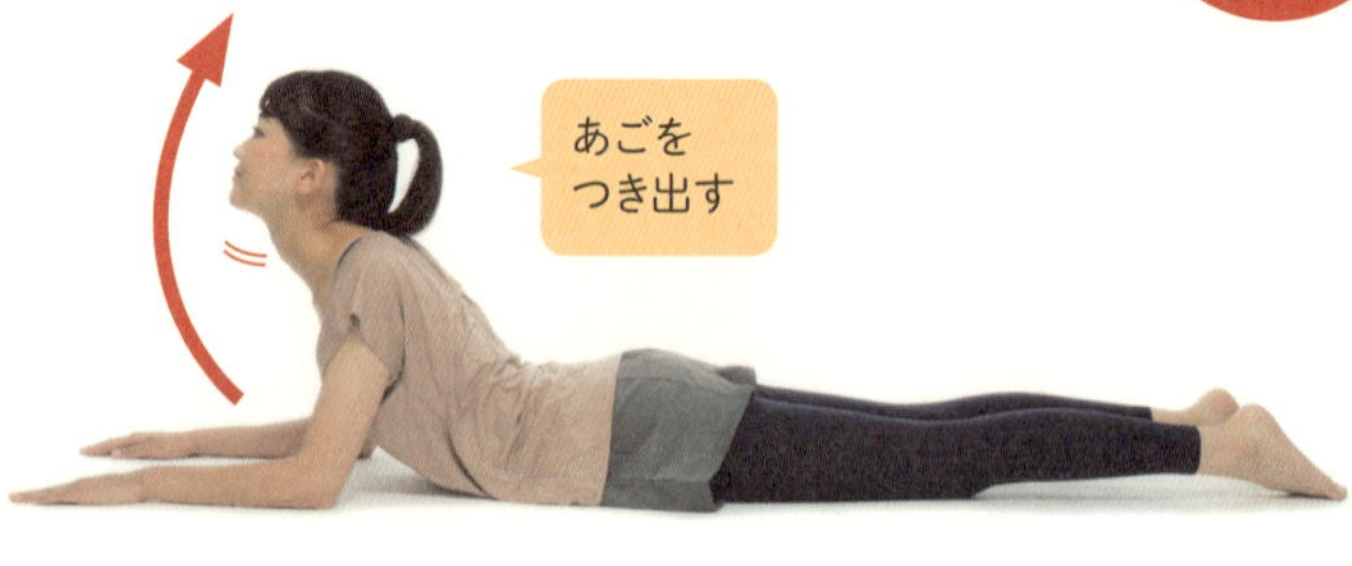

目線は高いところを見るようにしましょう

寝たまま できる運動

a レベル ▶ ★★☆

b レベル ▶ ★★★

a あお向けに寝て、おしりを上げる

10回 ×3セット

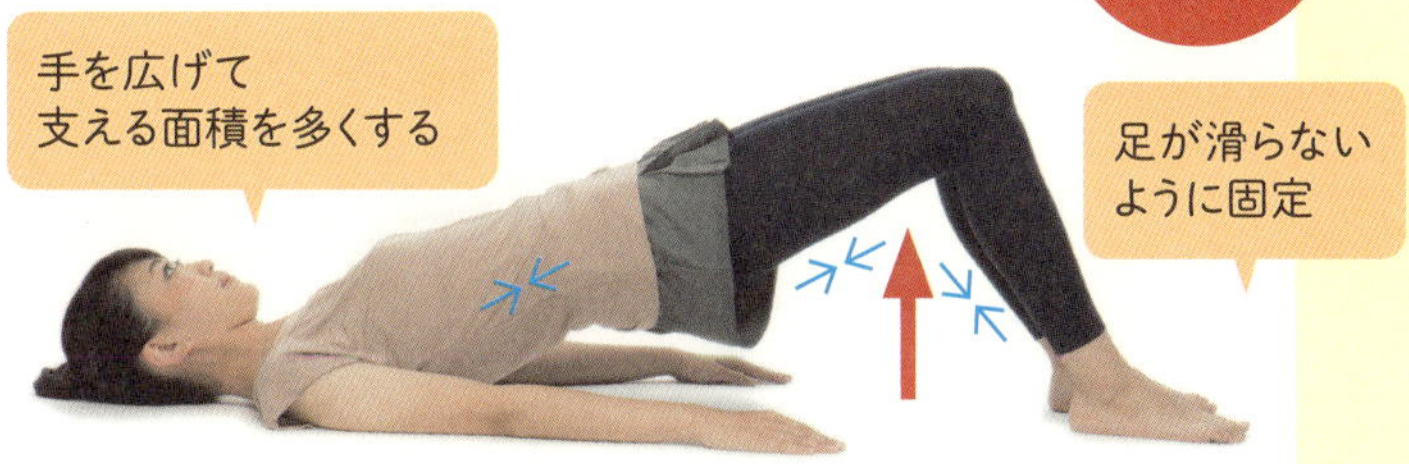
手を広げて
支える面積を多くする
足が滑らない
ように固定

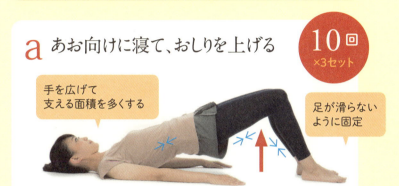

ブリッジは背筋だけでなく、ハムストリングスや下腿三頭筋も使います

b うつ伏せになって上半身を上げる

10回 ×3セット

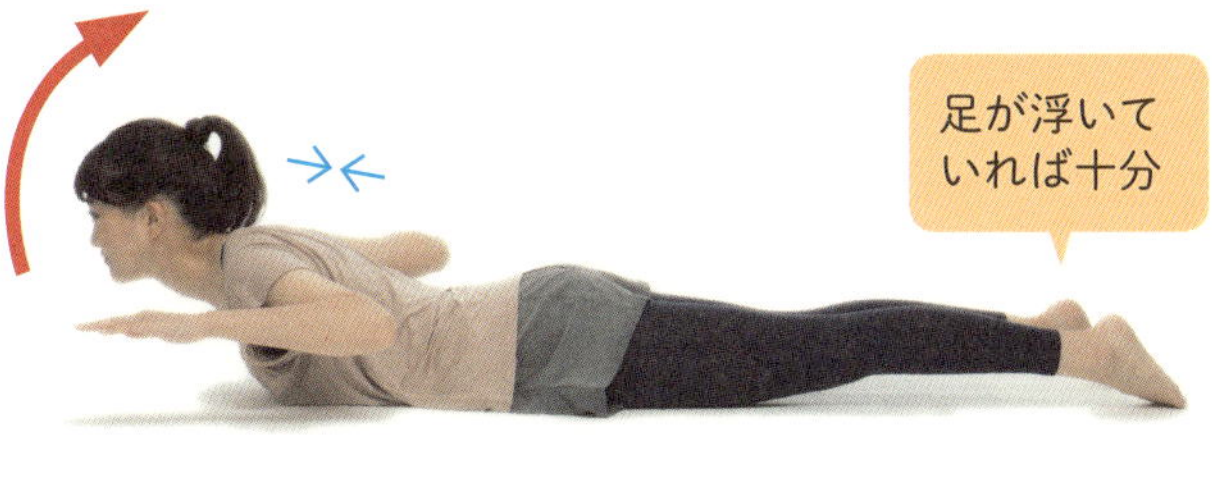
足が浮いて
いれば十分

手は床から少しだけ離れていれば OK

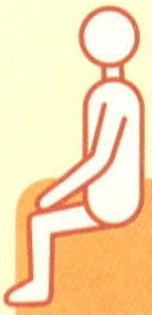

レベル ▶ ★☆☆

座ったままできる背筋を鍛える運動

1 机に寄りかかる

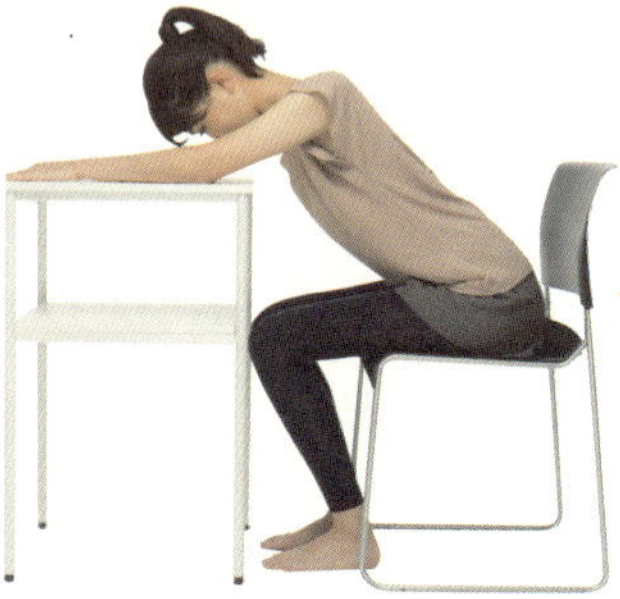
浅く腰かけて
リラックス

2 上半身を起こす

10回 ×3セット

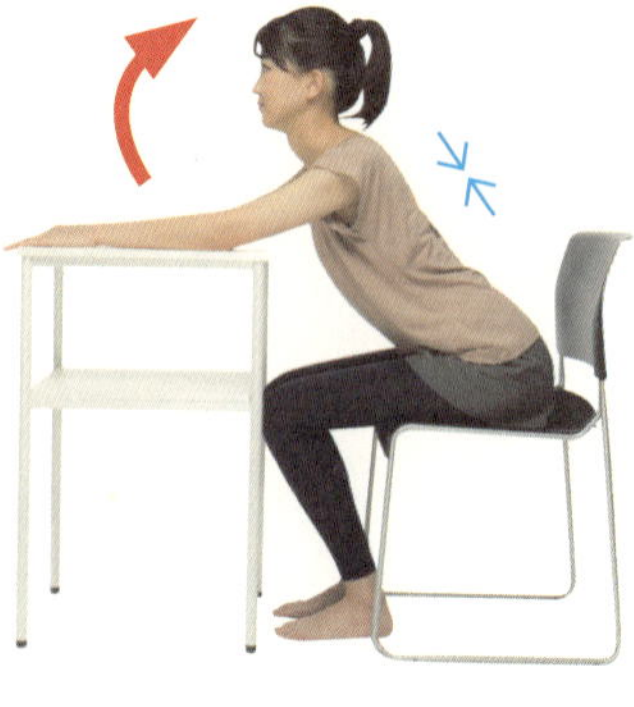
手の力と
体の力で
上体を起こす

頭の重さを首の力と背中の筋肉で持ち上げる。手で少し手伝います

レベル ▶ ★☆☆

台を使って背筋を鍛える運動

1 机の上に両手を置き、上半身を前に倒す

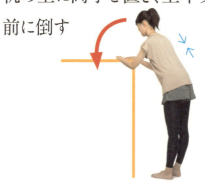

台やテーブルに手を置き、少し寄りかかるような姿勢になります

2 手をついたまま体を起こす

10回 ×3セット

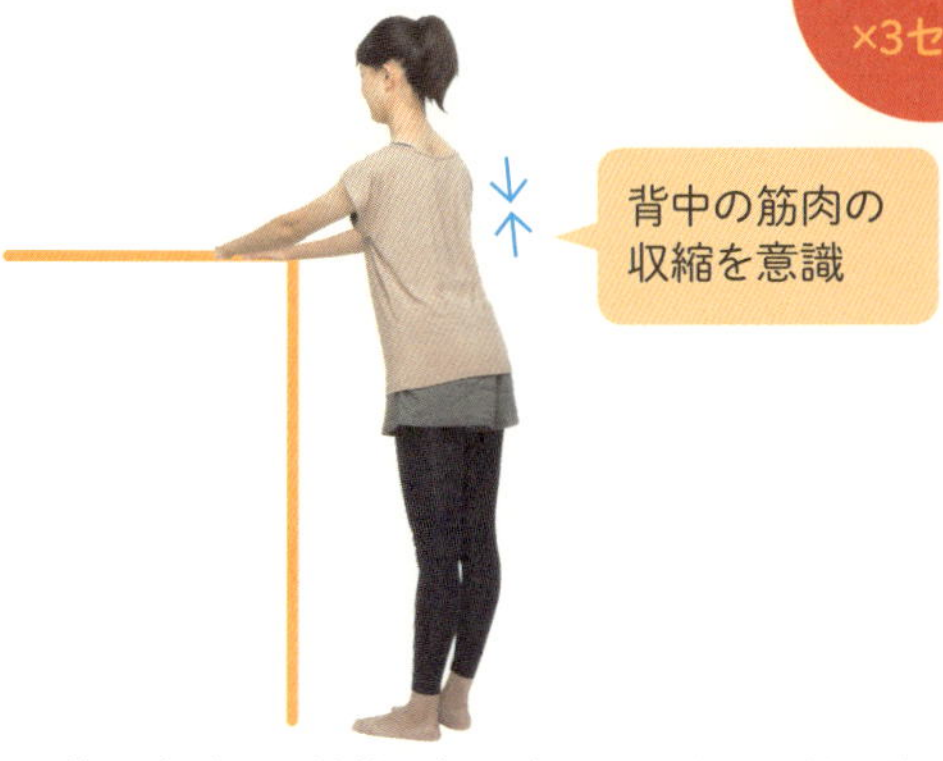

手は支える程度で、体の力だけで状態を起こすようにすると効果的
（＊腰の痛みに応じて行ってください）

レベル ▶ ★☆☆

壁を使った背筋を鍛える運動

1 肩と壁の間にクッションを入れて立つ

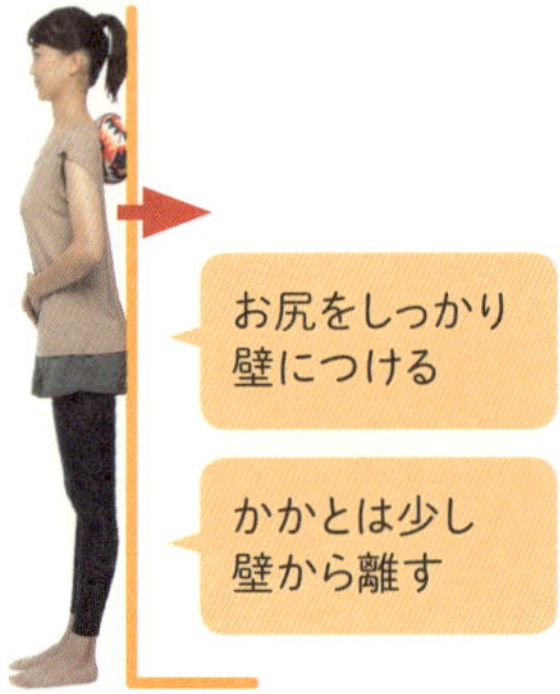
お尻をしっかり
壁につける
かかとは少し
壁から離す

肩の力を抜いて壁に寄りかかるように立ちましょう

10回
×3セット

2 そのままクッションを押す

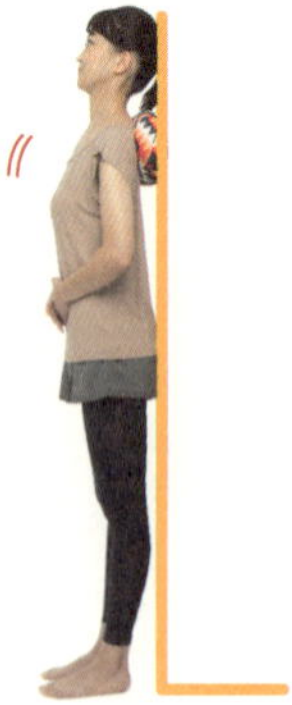

お尻が壁から離れるか、離れないか程度の力で押します

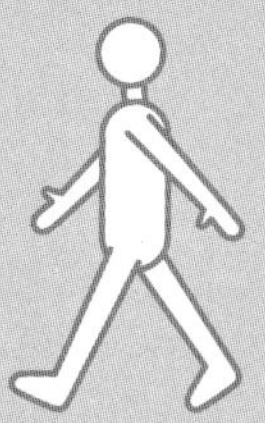

何歳からでも遅くない！２カ月で確実に変わります

体は必ずこたえてくれる

体づくり、生活に運動を取り入れることに遅すぎることはありません。自分なりに無理のないものを開始すればいいのです。加齢に伴うものといっても、人によって差があるように、まだ上げられる幅はあります。この本を手に取ったときがチャンスです。

１日10回筋トレをしたとしましょう。３６５日で３６５０回ですよ。

１日10回を朝と昼と夕方にやれば、３日に１回でいいのです。

１日10回を朝、昼、夕方にやって、それも毎日やれば１０９５０回です。

何もしなければ３６５日で０回。この差は明確ですよね。

運動で重要な、大きなポイントがあります。それは「頻度を増やす」ことです。**一度にかける負荷は少なくてもいい、しかしできるだけ頻繁にすることが大切です。**節電のためにこまめに電気を消して、1日わずかでも年間にすれば大きなお金になったりします。筋肉も1回短縮させれば、その分の効果は確実にあります。

がんばりすぎない。続けることを第一に

目標は高めに設定する方が多いですよね。

けれども、目標は叶えてなんぼ。実現しないのは意味がないので、基本はかなえられる目標にするほうがいいでしょう。

これは仕事でもノルマでもないのです。行えば1カ月先、3カ月先が変わっていることは保証されています。目の前にある「坂道の傾斜」と思って、まずはゆるめに設定しましょう。

1カ月はゆるめでいいのです。まずは続けられる意識づくりが課題です。

1カ月続けられなければ、少しレベルを下げましょう。気にしなくていいのです。あなたは「やろう」という意識を持って、この本を読んでくれていますから、後はレベル設定の問題です。無理しないでいいのです。

そもそも**筋トレは、最大筋力の6割を使うとちょうどいい**と言われています。「がんばりすぎない」レベルがいいのです。

1カ月続いたら、変わったことを確認できます。まず、やめたらもったいないという意識。せっかくここまでやったんだし、と思えているはずです。それで大成功。

「寝たまま」の運動が物足りなくなったら勝ち

大きな変化はありませんが、細かいところでの変化はあります。

たとえば、寝たままの筋トレを選んだ方、どうでしょう、座ったままのトレーニングにレベルを上げてみては。最初は寝たままのほうがいいと思っていたとしても、案外座ってもできると思えるはずです。

理由はたくさんありますが、何より筋肉を収縮し続けているので、「準備」ができた体になっているということです。これはすごい成果なのです。

また、座ってするほうが楽なトレーニングもあるのです。

もし寝てするほうが楽だと感じていたのが、座って行うトレーニングのほうが楽だと感じたとしたら、これは運動のレベルではなく「座っていることへのストレス、負担が減った」と考えるのが論理的です。**座っての筋トレは非常に幅が増えます。**

ぜひ、次の1カ月（2カ月目）は座ったまま続けてみましょう。

2カ月経過したら、おそらく明確に変化が出てくるはずです。1日10回ずつを朝昼晩3回に分けて30回として、4種類やったとしたら120回、1カ月で合計7200回もカウントしたことになります。

「筋肉が連携し始めた」ことを実感

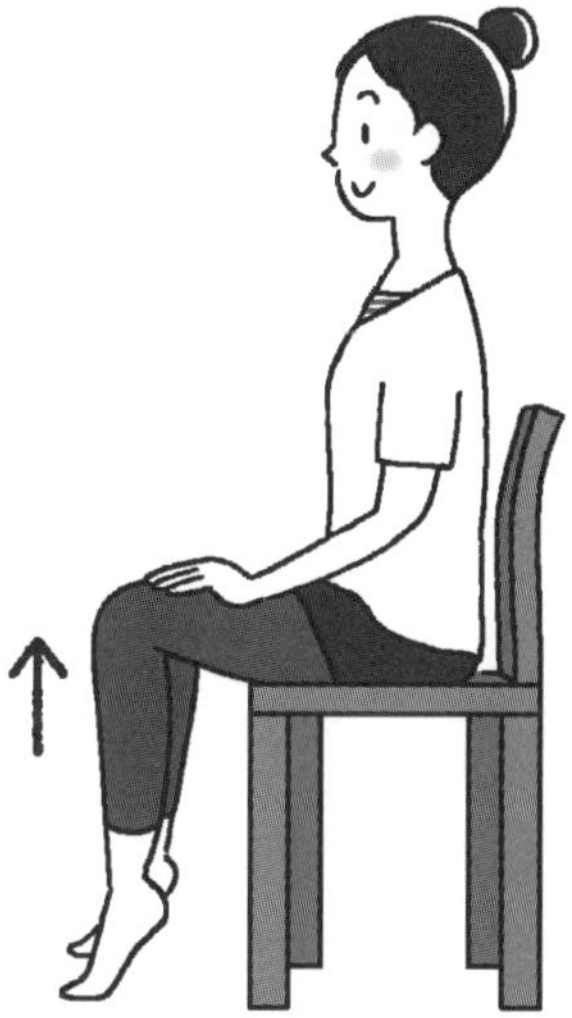

何もしなかったら0、ですからね。明らかにもう勝ち組の仲間入りです。

ひざを伸ばすのが座っててできれば、体重をかけずに自分の足が持ち上げられるようになったということです。ひざ下でも5kg以上あります。

今度は立ったまま、より重たいものの負荷をかけてもひざが体を支えられるか、曲げ伸ばしできるかのレベルに入ることになりますが、これはもうすでに日常生活では最高レベルの負荷です。

すごいですよ、2カ月でしっかり体を支えるためのトレーニングができるようになったことになります。

下腿三頭筋の筋トレを立ってできれば、これは立派な筋肉増強トレーニングのレベルに入っているし、つま先で立てるようになれば、間違いなく歩いているときの安定性は高まったはずです。

ハムストリングスについてはきっと地味に発達していますので、ひざの曲げ伸ばしをするときの制動、つまりひざがぐきぐきしなくなったり、スムーズに曲げ伸ばしができるようになっていると思います。

ひざの曲げ伸ばしによって、メインにがんばる大腿四頭筋とハムストリングスの協力体制ができたということです。

背筋は、寄りかかりの生活から、寄りかからないでも大丈夫な時間が増える生活に変わるでしょう。何より、「寄りかからないで座っていよう」という意識が出てきていれば、この先も間違いなく背筋がしっかり伸びるように、体のしくみがどんどん変わってくるはずです。

流れに乗れたら、もうこっちのもの、**結局最後は意識だ！ということに気づかれると思いますが、その意識を継続させられたことがもっとも大きな成果でしょう。**

第5章

70代で倒れる人、90代でも元気な人

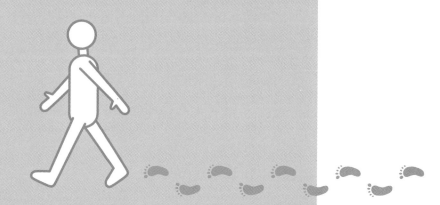

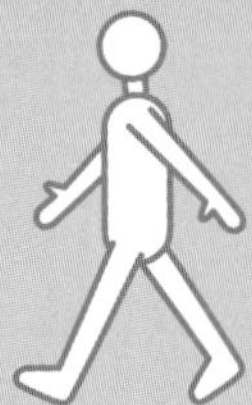

長生きの秘訣は「肉」

筋肉をつけるにはたんぱく質が重要

寿命が延びた現代で、いかに「健康寿命」を長くするか。元気に長生きするか。「90代でも元気」が多くの方の願いだと思います。そのために重要なのが運動であり、「歩く」ことをおすすめしてきました。

本書の最後に、運動以外のことについてもふれておきたいと思います。

「先生、長生きできる食事って何ですか？」

患者さんや講演会でお会いする高齢者の方々に、たびたびされる質問です。

第1章でも述べたように、寝たきりにならない体になるためには、運動に並んで「食事」がとても大切です。

食事にはみなさん関心が高く、「体に良い食べ物」がいろいろはやりますが、「たんぱく質が豊富な食べ物をとりましょう」と私は言います。

せっかく運動をしても、栄養状態が良くないと筋力はつきません。とくに、筋量をつけるためには、しっかりたんぱく質をとることが重要になります。

たんぱく質は肉類・魚介類・卵類・大豆製品・乳製品に多く含まれています。

1日にどのくらいのたんぱく質が必要かというと、ESPEN（欧州静脈経腸栄養学会）の基準によると、健康高齢者1・0～1・2g／kg体重／日、低栄養高齢者1・2～1・5g／kg体重／日と言われています。体重60kgの健康高齢者なら1日60～72g、低栄養高齢者なら60～90gです。

たくさん食べると総カロリーが増えますから、1日の取るべきカロリーの中でうまく調整するのが大切です。文部科学省の食品成分データベースがわかりやすいです。

肉は効率よく栄養素を摂取できる優秀な食材

食品100gに含まれるタンパク質量ですが、代表的なものだと、

・イワシ丸干し（32・8g）
・きな粉（35・5g）
・納豆（16・5g）
・鶏ささみ（23・0g）
・牛もも肉（21・2g）
・ゆで卵（12・9g）

なかでも、肉をぜひ積極的に食べてほしいと思います。
「長生きする人はよく肉を食べている」なんて話を聞いたことはありませんか？
読者の方も若いときとちがって、肉をあまり食べたくならなくなった、という方も多

いかと思いますが、肉を食べないのはもったいない。**肉はたんぱく質だけでなく、鉄分やビタミンＢ１、脂肪分なども含まれ、非常に栄養価が高いのです。**

食が細くなる高齢者の方にとって、効率良く栄養素を摂取できる肉はとてもありがたい食材と言えます。たくさんは食べられなくても、意識的に食卓に上らせてください。

米を大麦に一部置き換える

もうひとつのおすすめは、「大麦」です。東京慈恵会医科大学学祖の高木兼寛は、ビタミンＢ１の少ない食物（米食）が脚気《かっけ》の原因と気づき、完全予防ができるようにしました。これは国際的にも実証性や再現性が認められ、高く評価され、南極に高木岬があるくらいです。大学では、ことあるごとに大麦を食べる機会があります。

参考になる献立を、慈恵医大の栄養部の濱裕宣さんにご提供いただきました。

この献立は大麦を使用することで食物繊維も豊富となり、それが腸内環境を整え、各栄養素の吸収に役立つものですので、ぜひご参考になさってください。

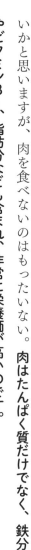

献立と成分の例

朝食

パン…ロールパン2個80g
ジャム…イチゴジャム15g
ゆで卵…卵50g
塩…0.3g ひとつまみ
マヨネーズサラダ…キャベツ40g
きゅうり…20g
にんじん…5g
コーン…5g
マヨネーズ…10g 小さじ2
塩…0.1g 少々
乳酸飲料…プレーン1本125 g

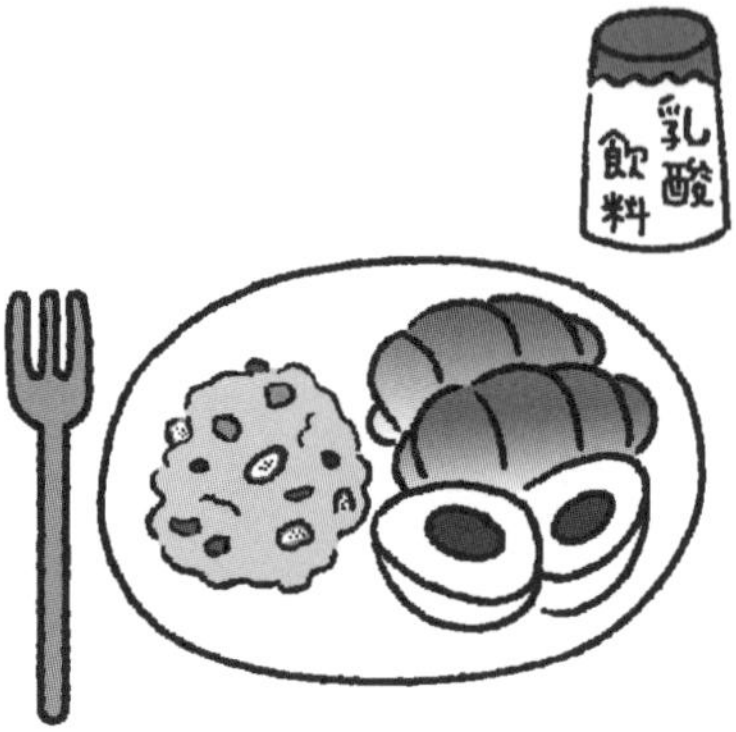

	朝食	昼食	夕食	1日合計
エネルギー	544	552	514	1,610
たんぱく質	20.9	28.7	18.5	68.1
塩分	1.8	2.8	2.2	6.8
脂質	20.0	13.3	8.9	42.2
炭水化物	69.5	77.2	89.1	235.8
食物繊維	3.3	5.7	7.0	16.0

昼食

麦ご飯
- 精白米…48g
- 米粒麦…20g

とろろ汁
- とろろ芋…70g
- 青のり…0.2g 少々
- 薄口醤油…5g 小さじ1
- 白味噌…1g 少々
- だし汁…30cc 大さじ2

香り焼き魚
- 真鯛…1切れ80g
- 醤油…5g 小さじ1
- みりん…1.5g 少々
- 酒…1.5g 少々
- きざみ柚…少々

がんもの煮物
- がんもどき(16g×2個)…32g
- 大根…60g
- にんじん…10g
- 生姜…0.5g
- 醤油…6g 小さじ1
- 砂糖…5g 小さじ2
- だし汁…200cc 1カップ

お浸し
- ほうれん草(ゆで)…50g
- 醤油…3g 小さじ1/2
- だし汁…30cc 大さじ2

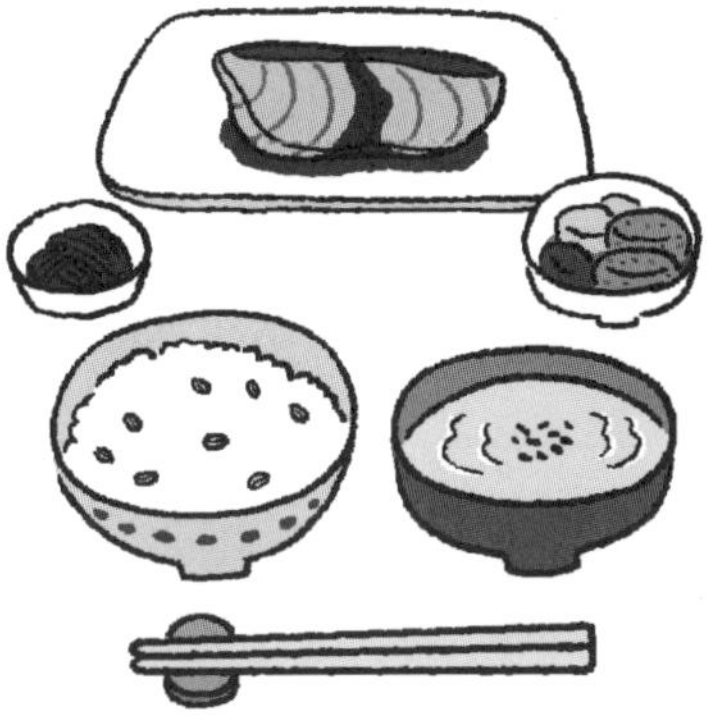

夕食

麦ご飯
- 精白米…48g
- 米粒麦…20g

チキンカレー
- 鶏ムネ小間…50g
- じゃがいも…50g
- にんじん…25g
- たまねぎ…50g
- カレールー…20g

シーザーサラダ
- きゅうり…20g
- カリフラワー…40g
- にんじん…10g
- レタス…20g
- シーザードレッシング…10g 大さじ1
- 果物りんご(2切)…50g

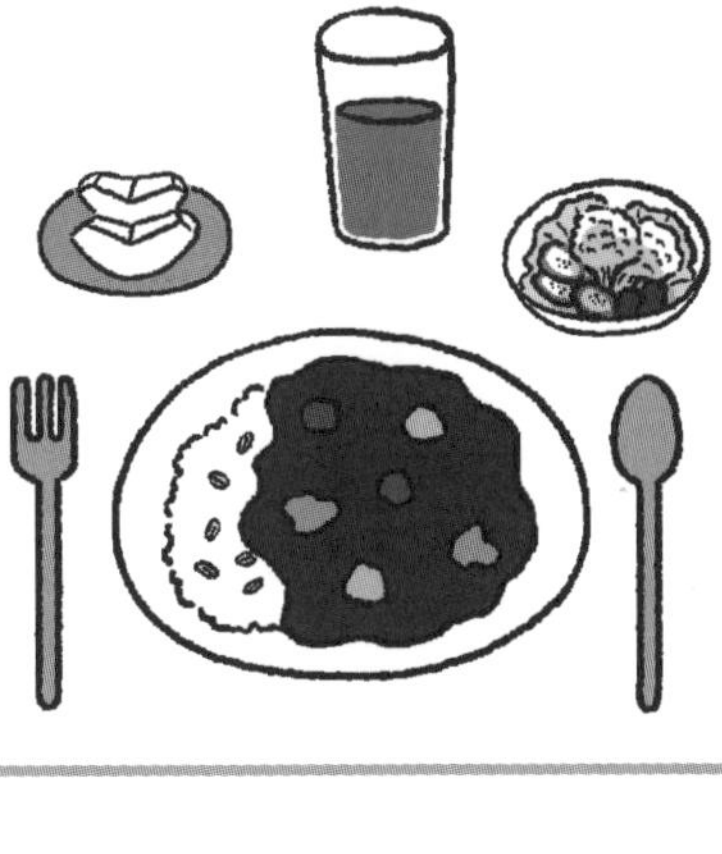

ストレスは血管の最大の敵！

ストレスの多い人は早死にする？

長生きのためには、できるかぎりストレスのない生活を送ることです。ストレスは実は、血管にとても負荷をかけます。ストレスの多い人は早死にするとよく言われますが、あながち間違っていないと思います。

慈恵医大の基礎講座には、近藤一博教授が主幹されているウイルス学講座があります。この講座のホームページには、疲労やストレスを正しく理解していただくために漫画でわかる「最新！ 疲労・ストレス講座」が掲載されています（https://jikeivirus.jp/）。

ストレス源には、いろいろなものがあると思います。人間関係・仕事関係・お金関係・生き方関係……。プレッシャー・コンプレックス・怖れ・葛藤・不安などの心理的なものや、不規則な睡眠や食事といった生理的なものなどもあるでしょう。

そうしたストレス源にさらされると、体に生理的反応が起こります。これを**「ストレス応答」**と言います。

まずひとつに、副腎皮質ホルモンの産生です。専門的な話になりますが、副腎皮質ホルモンは、炎症性サイトカインの産生を抑制し、疲労感を減少させます。

ストレス応答として、もうひとつ、アドレナリンの産生があります。アドレナリンは心身に「がんばれ」という命令を出します。

つまり、ストレス源に負けてしまわないよう、作用するわけです。

しかし、心身への負荷が長期間続くと、ストレス応答がへばってしまう、つまり炎症性サイトカインの産生を抑制できず、疲労感が強くなってしまいます。
それが「ストレスにやられる」状態となります。

「ストレス応答」を高める

人間関係や職場の環境調整をしたり、心のあり方の調整をしたりして、そもそもの「ストレス源」を少なくするのが欠かせませんが、「ストレス応答」を高めることも大切です。

喫煙やギャンブル、暴飲暴食など、体にとって良くないことで気を紛らわせるのではなく、食事、睡眠、栄養、運動などの適切なバランスをとることで、ストレス応答は高まります。

食事もとりすぎるとよくないのと同様に、運動は、がむしゃらにやりすぎると逆に「ストレス源」になります。

一般的には、よい運動というのは、「軽度から中等度へ移るぐらいの負荷の運動」であり、じわっと汗をかく、脇汗をかくぐらいの運動がいいと思います。

そうすると、簡単な運動として「歩行」がいいのでは、ということになります。

ストレッチなど含めると、さらに効果は絶大になります。

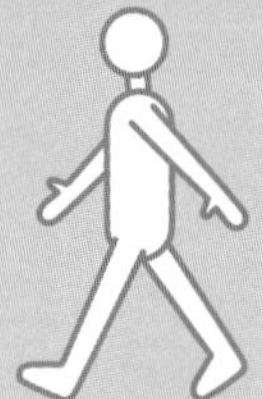

睡眠は時間の長さより「質」が重要です

眠るのにも体力が必要

みなさんご存じですか？

運動するのには体力が必要ですが、眠るのにも体力が必要なのです。

年齢とともに体力は落ちていきますので、長く眠れなくて起きてしまいます。昔はいくらでも寝られたのになあと思う方も多いでしょう。

厚生労働省健康局「健康づくりのための睡眠指針２０１４」によると、適正睡眠時間は10代前半で8時間以上、25歳で約7時間、45歳で約6・5時間、65歳で約6時間としています。個人差がありますので、日中眠気で困らない程度の自然な睡眠が一番であることを覚えておいてください。

私は現在、大体5時間ぐらいの睡眠時間です。

みなさんと同様に、年々一度に寝られる時間が短くなってきています。

ただ、**毎日必ず10分ほど昼寝をして、リフレッシュ**しています。

また、ゴルフをした日や、会議が1日3つも4つもあったような日には、6時間から7時間ぐらい寝ることにしています。「ストレス応答」を高めないといけないのです。

本当は熱い湯が好きなのですが、ぬるめのお風呂に長く入り、しっかり体をリラックスさせます。

活動時間と同様に睡眠時間も充実させる

だいたい、睡眠時間は6時間から7時間とるのがいいと言われています。

睡眠不足の研究では、独立行政法人 国立精神・神経医療研究センターの睡眠の研究

(https://www.ncnp.go.jp/press/release.html?no=124)が有名です。
それによると、**睡眠不足の解消により、眠気のみならず、糖代謝、細胞代謝、ストレス応答などに関わる内分泌機能の改善が認められる**こと。

睡眠不足は自覚していないがゆえに、長期間にわたり持続する危険性があり、中長期的な健康リスクに留意する必要があると考えられるとしています。

別の言い方をすれば、睡眠は質の高い十分な睡眠であること。

そして、その良質な睡眠をとれれば、心身のリフレッシュになることは当たり前ということになります。

つまりは、起きていて活動しているのと同様に、睡眠時間は人生を有意義に過ごす上でも非常に大切なものなのです。

夜眠れない人はたいてい昼寝が長く、運動不足

質の高い睡眠をとるには、一般的に、電気を消して光を遮断すること。

熟睡するポイント

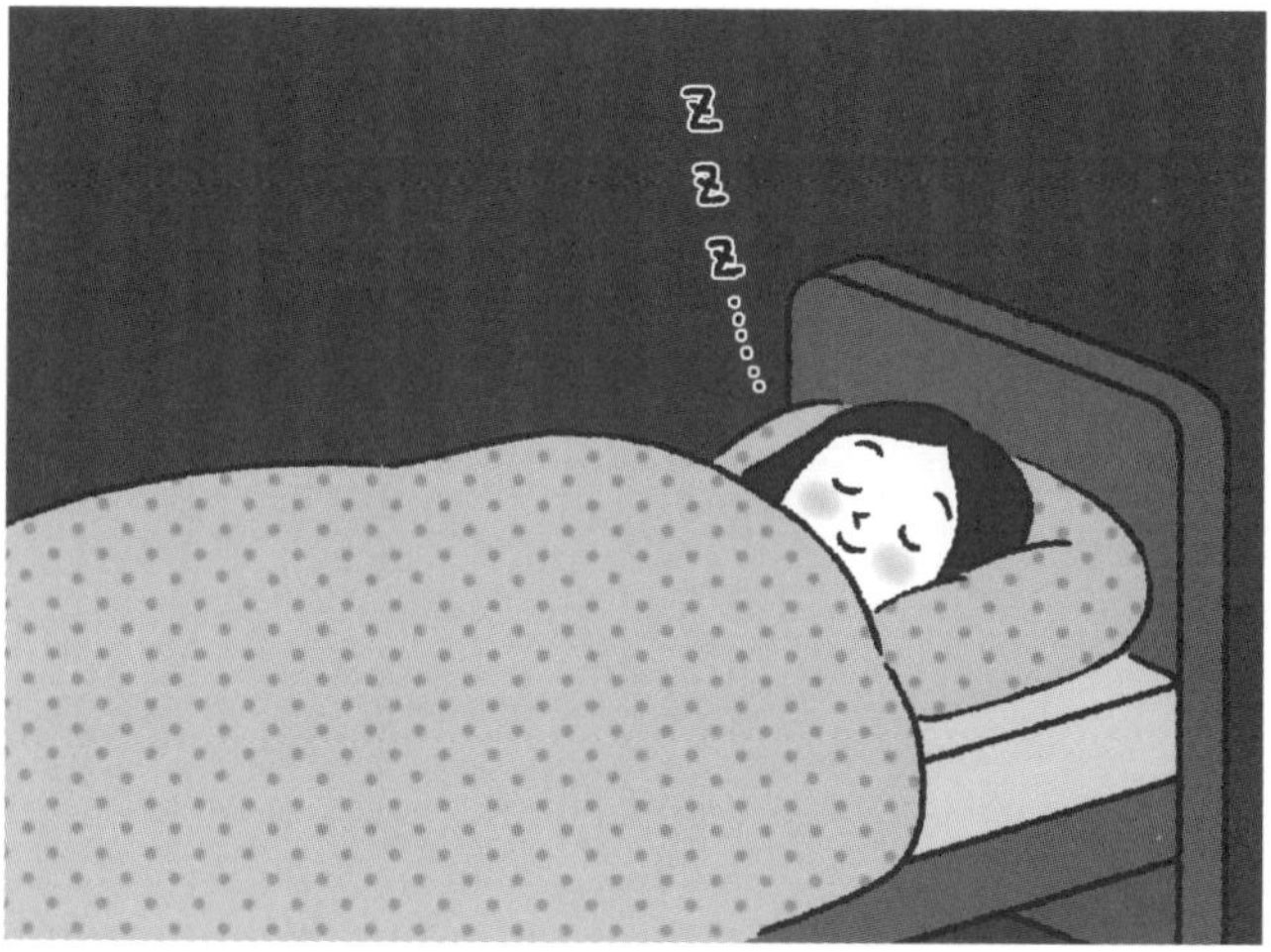

- 電気を消して光を遮断する
- 寝具など心地良い睡眠環境を整える
- 寝る前に腹式呼吸でリラックス
- 日中の昼寝は15分まで

寝具など、心地良い睡眠環境を整えることが重要であると言われています。

さらに、寝る前に頭や体を落ち着かせるために、腹式呼吸などを行い、副交感神経系の働きを高めることも、とても効果的です。


外来で患者さんから、よく寝られないからどうしようという相談を受けることが多々あります。

もちろん、人間関係など「ストレス源」が原因で、交感神経が高ぶって寝られない、というケースも見られます。しかし、よく話を聞いてみると、日中の昼寝が2時間ぐらいになっている方も、とても多いのです。

「2時間も寝てしまったら、そりゃあ夜眠れませんよね」となります。


昼寝は15分ぐらいがベストです。

それ以上になるとリズムが狂い、夜に寝られなくなってしまいます。

結局、薬に頼ってしまう人が多いように見受けられます。

単純ですが、規則正しい生活をして、体をよく動かすと、生活リズムが整ってよく眠れるようになります。

日中に動いていない人は、不眠になりやすい傾向にあります。「ストレス応答」を高めるためにも、適度な運動でほどよく疲れているのが大事です。

簡単な運動として、やはり「歩行」が最適、ということになります。

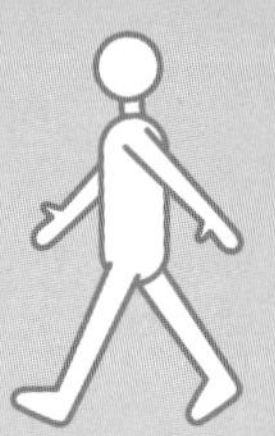

「いくつになっても若々しい」人の共通点

「若いなあ」と感じる患者さん

若くいられるという意味は、元気でいられる、実年齢よりも若く見られるということでもあるでしょう。

外来を含め、だいたい月に４００人の患者さんにお会いします。障害を持っている方がほとんどですが、それでもいろいろな意味で若いなあと感じ、電子カルテの年齢を確認して驚くことが時々あります。

このような「いくつになっても若々しい」と感じる方々の、おおよその共通点を探ってみました。10個ほど思いついたものがあります。

下記の点、お手入れから注意事項まで参考になれば幸いです。

① 肌つやが良い

② 小綺麗な身なりをしている

③ よく話す

④ 明るく積極的である

⑤ 自分のことはやれる範囲で、たとえ時間がかかってもしている

⑥ よく歩いたりよく動いたりしている

⑦ 十分睡眠をとっている

⑧ 趣味を持っている

⑨ しっかり食事をとっている

⑩ 外によく出かけている

逆に、若く見えない人・老けて見える人は、前述と逆の人が多い感じがします。

毎日とにかく歩きなさい！

毎日新聞に以下のようなことが書いてありました。

スポーツ庁は２０１８年10月７日、体育の日を前に、２０１７年度の体力・運動能力調査の結果を公表しました。

子どもと高齢者の体力が向上する一方、働き盛りの30〜40代は低下や停滞が続いている。こうした傾向はとくに女性に顕著で、専門家は仕事に加えて出産や育児で運動離れが進んだことが要因と見ているとありました。

私も仕事柄というか要領が悪いというか、月１回のゴルフ以外は運動という運動をしていません。そこで、通勤は電車にして、定期を大学から少し遠い駅（定期代が少し安いので大学のためにもなる）にして、それだけで５０００歩は歩くようにしています。

退職後はやることがなくなって、外に出る機会がなくなり、一気に老け込む人も多いようです。**社会とのつながりを持っている人はいつまでも若い。**そんなふうにも言われます。

高齢者の体力が向上するのは、スポーツジムに行くなどの健康志向が高まったせいもあります。だって、日中のジムは高齢者の人ばかりでしょう。

新体力テストの合計点の年次推移
（平成29年度）

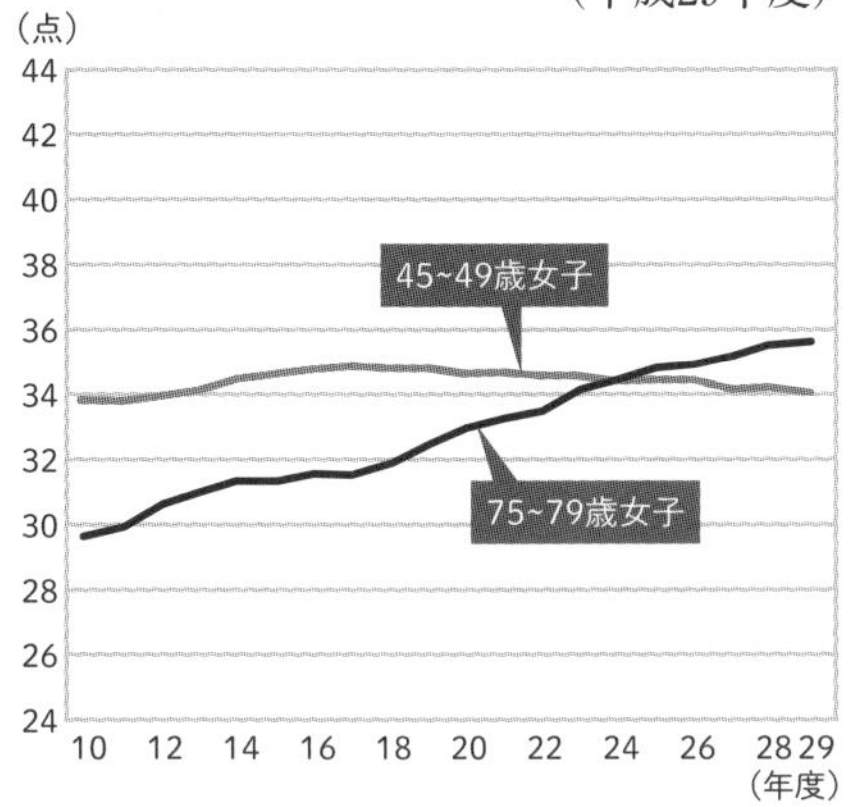

（注）1.図は、3点移動平均法を用いて平滑化してある。
2.合計点は、新体力テスト実施要項の「項目別得点表」による。
3.得点基準は、男女により異なる。

出典　スポーツ庁「平成29年度　体力・運動調査結果の概要及び報告書について」より一部改変

出歩くことで、移動距離も増え、運動量が増えます。

ただ、このことは都会だけではないかと思うこともしばしばあります。地方では、車で移動をしないと何事も始まりませんから……。

とにかく、軽い散歩、ウォーキン

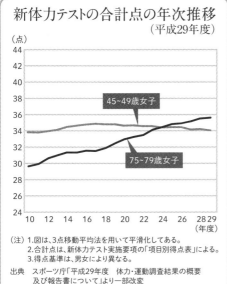

グ、ハイキング、釣りなど、外に用事を持つことが大切です。ペットを飼ったりするのも良いと思います。ペットがいれば、外に散歩する用事ができます。
やはり、しっかり歩くことは欠かせません。

おわりに

中山恭秀

私も日々の健康をありがたく感じる年になりました。筋力は40代あたりを境に低下してきます。

いくらお金を持っていても、差別なく筋力低下は生じてしまいます。200年も300年も生きられませんし、いつかは低下することはわかっていても、できれば目をつむっていたいことですよね。

そして、自分が同年代のどのあたりにいるのかということも、興味があることではないでしょうか。また、その同年代の中でもできれば平均とか、上のクラスにいたいと思う気持ちもあるでしょう。

ウォーキングやプール通いを一念発起して取り入れられる方は、とても素晴らしいと思います。

ただ、ひざが痛い、喘息を持っていて速歩は厳しい、アトピー性皮膚炎があってプールはちょっと、という方も少なくないと思います。

また、家を出るのがおっくうだと感じたり、近所の目があるから恥ずかしいと感じたりする心理的なバリアが出ることは普通で、とても理解できます。

そして、「自分はそんなにがんばれないから、無理だ」と、すべてあきらめてしまいがちです。しかし、それはとてももったいないことです。


ほんの少しでいいのです。テレビを見ていて、CMになったときだけひざを伸ばす運動をしてみる。電子レンジで温まるのを待つ間に、かかと上げをする……。

「しないよりマシ」の精神です。一度にたくさんできなくても、1日をトータルして昨日や先週、先月より少しでも運動できていたら万々歳です。


運動で一番大切なことは「継続」です。急いで結果を出そうと思わないようにしてください。

日々臨床現場で多くの患者さんを診ていて感じるのは、ご自身ができていないことを強く意識しすぎて、もうムダだと思われる方がとても多いということです。

人生も運動も徒競走ではありませんので、目標達成は高すぎず焦らず、ゆっくりとした気持ちで、できれば半年とか1年とか、余裕を持つことが大切です。


お薬の処方と同じように、運動にも処方が必要な時代です。ご自分のペースで大丈夫、これなら続くという方法のひとつとして、この本で紹介している歩き方やストレッチ、筋力トレーニングが参考になれば幸いです。

大丈夫です。関節を動かした効果、歩いた分だけの効果はどなたにも差別なく、必ずあります。

〈著者紹介〉

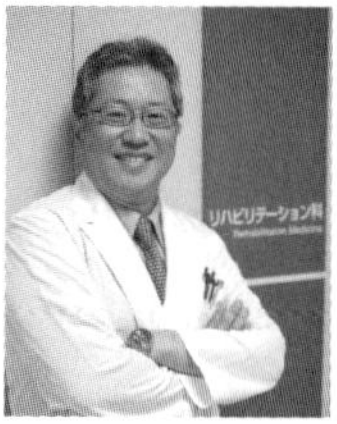

安保雅博（あぼ・まさひろ）

◇—リハビリテーション科医／博士（医学）。東京慈恵会医科大学附属病院副院長。リハビリテーション科診療部長。

1990年東京慈恵会医科大学卒業。1998年～2000年までスウェーデンのカロリンスカ研究所に留学。2007年よりリハビリテーション医学講座主任教授。2016年、同病院副院長に就任。

◇—リハビリテーション治療のパイオニア。脳卒中後遺症が専門。重度麻痺に対する筋肉注射のボツリヌス療法は有名。これまで1万5000回以上の施行を行う。軽度及び中等度の麻痺に対する、反復性経頭蓋磁気刺激療法と集中的リハビリテーションを組み合わせた、治療体系NEURO®を世界で初めて施行し、成功。

東京都から指定を受けた地域リハビリテーション支援センターとして、地域集会所で出前講座を80回以上開催。多くの高齢者に「寝たきり予防法」を伝えてきた。

◇—編著書、監修書に『脳卒中マヒが改善する！腕と指のリハビリ・ハンドブック』『脳卒中の重度マヒでもあきらめない！腕が上がる 手が動く リハビリ・ハンドブック』（以上、講談社）などがある。

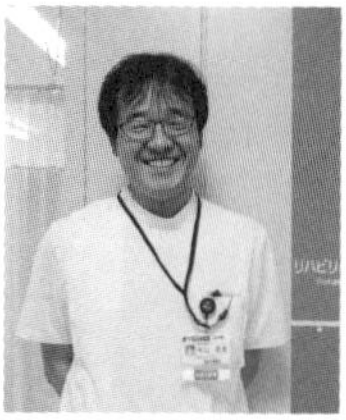

中山恭秀（なかやま・やすひで）

◇—理学療法士／博士（リハビリテーション科学）。東京慈恵会医科大学附属病院リハビリテーション科技師長。

1992年に東京都立医療技術短期大学卒業。1998年に明治学院大学卒業、2001年に筑波大学大学院リハビリテーションコース修了、2012年に筑波大学大学院人間総合学科研究科学修了。2013年から分院技師長を経て現職。4つある附属病院の統括所属長として、多くの理学療法士や作業療法士等を束ねる。

◇—臨床経験27年、あらゆる領域の理学療法を担当。なかでも脳卒中後の片麻痺やパーキンソン病など、「中枢神経系」の問題で生じる歩行障害や動作障害の改善について、三次元動作解析などをもとに研究。また、加齢による運動機能・能力の変化なども注意深く観察し、どういう人が転びやすいか、歩くことや立ち上がる動作を達成するにはどうすればいいかなど、素朴な問題を研究し報告してきた。

「患者さんを目の前にして何ができるか」を追究する日々。臨床業務や後進の指導に奔走する傍ら、講習会や講演、大学での非常勤講師、連載執筆、所属学会の雑誌編集や論文査読委員、学術大会におけるシンポジストや座長なども積極的に行っている。

◇—編著書に『臨床データから読み解く理学療法学』『3日間で行う理学療法臨床評価プランニング』（以上、南江堂）などがある。

寝たきり老後がイヤなら 毎日とにかく歩きなさい！

2018年11月27日　　第1刷発行

著　者――安保雅博／中山恭秀

発行者――徳留慶太郎

発行所――株式会社すばる舎

東京都豊島区東池袋3-9-7 東池袋織本ビル　〒170-0013

TEL　03-3981-8651（代表）　03-3981-0767（営業部）

振替　00140-7-116563

http://www.subarusya.jp/

印　刷――中央精版印刷株式会社

ISBN978-4-7991-0758-4